대한민국
돼지고기가 좋다!

필로교수의 한돈고기예찬

대한민국 돼지고기가 좋다!

주선태 지음

건강한 장수와 풍요로운 삶을 위해
대한민국은 돼지고기를 지금보다 더 많이 먹어야 한다!

집사재

대한민국
돼지고기가 좋다!

초판 1쇄 인쇄일 2011년 3월 25일
초판 1쇄 발행일 2011년 3월 30일

지은이 주선태
발행인 유창언
발행처 집사재

출판등록 1994년 6월 9일
등록번호 제10-991호

주　소 서울시 마포구 서교동 377-13 성은빌딩 301호
전　화 02)335-7353~4
팩　스 02)325-4305
이메일 pub95@hanmail.net / pub95@naver.com

ISBN 978-89-5775-143-5　03510
값 13,800원

이 책을
우리나라 국민들에게 건강한 영양을 공급하고자
새벽녘부터 늦은 밤까지 돼지를 돌보며
손에 굳은살이 생기는 줄도 모르고
고생을 보람으로 알고 살아가는
대한민국 모든 양돈가들께 바칩니다.

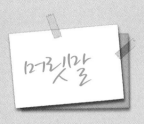

머릿말

　사람들은 흔히 돼지고기를 많이 먹으면 건강에 좋지 않다고 쉽게 말을 합니다. 하지만 그건 사실이 아닙니다. 물론 돼지고기를 과도하게 많이 먹으면 건강에 이롭지 않을 수도 있지만, 반대로 돼지고기 섭취를 의도적으로 제한하는 것은 건강에 더욱 좋지 않습니다. 특히 돼지고기가 비만을 부르는 식품이라는 생각은 정말 잘못된 오해입니다. 오히려 돼지고기는 다이어트에 좋은 자연식품이기 때문입니다. 필로는 21세기를 살아가고 있는 대한민국 국민들의 진짜 문제는 돼지고기를 많이 먹는 것이 아니라, 나쁜 지방을 많이 함유하고 있는 인스턴트식품이나 패스트푸드를 많이 먹는 것이라고 생각합니다.

　문제는 돼지고기를 많이 먹지도 않은 사람들이 돼지고기가 문제라고 떠들어댄다는 것입니다. 인스턴트식품이나 패스트푸드를 많이 먹고 비만이나 성인병에 걸려놓고 돼지고기가 문제라고 지적하는 것입니다. 돼지고기를 먹고 비만이나 성인병에 걸리기 위해서는 매일 많은 양의 돼지고기를 지속적으로 먹어야 합니다. 하지만 돼지고기는 매일 많이 지속적으로 먹기에 매우 힘든 식품입니다. 게다가 최근의 과학자들은 현대인들의 비만은 동물성지방도 문제지만 당분과 같은 탄수화물이 더 큰 문제라고 지적하고 있습니다. 그럼에도 불구하고 우리 주변에는 돼지고기를 먹으면 건강에 나쁘고, 채식이나 자연식이 건강에 좋다고 주장하는 사람들이 많습니다.

필로는 돼지고기를 먹지 않는 채식이나 자연식은 지독한 편식으로 오히려 건강한 장수에 도움이 되지 않는다고 주장합니다. 아마도 미국이나 유럽 사람들처럼 고기를 너무 많이 먹거나 또는 인스턴트식품이나 패스트푸드를 많이 먹는 사람들이라면 채식이나 자연식이 필요할 수도 있겠지요. 하지만 대한민국에 사는 한국인들이 과연 미국이나 유럽 사람들처럼 돼지고기를 그렇게 많이 먹고 있는지에 대해서는 한번 생각해 볼 필요가 있습니다. 우리 모두가 잘 알고 있는 바와 같이, 대한민국보다 채식이나 곡채식을 잘 하고 있는 나라는 그리 흔하지 않습니다.

세계 제1의 장수촌으로 알려지고 있는 일본 오키나와 지역의 돼지고기 섭취량은 1인당 연 70kg 정도입니다. 최근 세계 제1의 장수국으로 등극한 홍콩도 1인당 연간 70kg 정도의 돼지고기를 섭취하고 있습니다. 그런데 우리나라 국민들의 평균 돼지고기 섭취량은 연간 20kg도 안 됩니다. 그럼에도 불구하고 현재 우리나라 사람들은 고기를 너무 많이 먹어서 문제가 되고 있는 미국이나 유럽 사람들처럼 생각하고 말하고 행동하고 있습니다. 아이러니컬하게도 동물성식품과 식물성식품의 섭취비율이 2 : 8 정도밖에 안 되는 국민들이 마치 7 : 3의 비율로 섭취하고 있는 나라의 사람들처럼 말하고 있는 것입니다.

필로는 이 책을 통해 우리나라 국민들의 돼지고기에 대한 그릇된 인식이 변화되길 희망합니다. 대한민국 서민들에게 가장 좋은 영양공급원은 돼지고기였으며, 앞으로도 변함이 없기를 바라는 것입니다. 특히 성장기 아이들이나 노인들에게 있어 돼지고기가 체성장이나 노인성 질환 예방에 얼마나 좋은지 새삼 깨닫게 되는 계기가 되었으면 좋겠습니다. 덧붙여 돼지고기가 다이어트에 좋을 뿐만 아니라 면역력, 피로회복, 정신건강, 정력, 스테미나 증진 등에 얼마나 효과적인 식품인지 이 책을 통해 널리 알려진다면 더할 나위 없이 좋겠습니다.

그러나 필로는 한국인들이 돼지고기 섭취를 국내산 한돈고기 대신 값이 저렴한 수입돈육으로 하는 것은 단호히 반대합니다. 그 이유는 2가지로, 첫째로 한돈고기가 수입돈육보다 신선하고 품질이 좋을 뿐만 아니라 안전성의 확보도 월등히 좋기 때문입니다. 돼지고기는 생물이기 때문에 장기간 보관되면 당연히 품질이 나빠질 수밖에 없습니다. 따라서 장시간에 걸쳐 수입되어 유통되는 수입돈육에 비해 국내에서 생산되어 단시간에 유통되는 한돈고기의 신선도와 품질이 월등히 좋을 수밖에 없습니다. 게다가 한돈고기는 수입돈육에 비해 안전합니다. 필로는 이 책을 통해 독자들이 이 점을 꼭 확인할 수 있기를 바랍니다.

필로가 수입돈육보다 한돈고기를 먹어야 한다고 주장하는 두 번째 이유는 돼지고기를 생산하는 양돈산업이 국가의 1차 산업인 생명산업이기 때문입니다. 경제적 논리나 시장경제론의 시각으로만 접근하면 우리나라 돼지고기 시장은 수입돈육에 의해 금방 식민지화가 이루어질 것이고, 그 결과 우리는 생명이 위협받을 수 있는 구차한 처지에 놓이게 될 것입니다. 필로는 독자들이 이 점도 꼭 확인하여 비록 가격이 조금 비싸더라도 맛있고 품질이 좋은 한돈고기를 애국애족의 마음으로 사랑해주길 희망합니다.

이 책이 나오기까지 많은 분들의 도움이 있었습니다. 가장 먼저, 자료조사연구와 책의 발간에 물심양면으로 지원해주신 양돈자조금관리위원회에 감사드립니다. 대한민국의 많은 양돈가들과 양돈자조금관리위원회의 적극적인 협조가 없었다면 이 책은 만들어지지 않았을 겁니다. 특히 올해 연세가 칠십이 넘으신 필로의 특별한 제자 박만종 박사님의 조언과 격려에 고마운 마음을 전합니다. 또한 이 책의 자료조사와 원고를 정리하는데 있어 필로와 실질적인 고생을 함께 한 경상대학교 축산학과 식육과학연구실의 김갑돈 실장, 서기영, 정은영 연구원 및 양한술 교수, 허선진 교수, 정진연 박사, 황영화 박사에게 감사의 마음을 전합니다.

2011년 2월
구제역의 아픔을 뒤로 하고
필로 주선태

차례

〈제2부〉 한국인의 건강을 지키는 한돈고기

〈제3부〉 맛있는 한돈고기 예찬

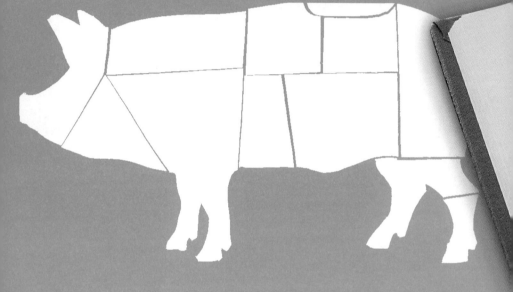

I ♥ LOVE
KOREAN
PORK

1

대한민국
돼지고기에대한
진실과 오해

I ♥ LOVE KOREAN PORK

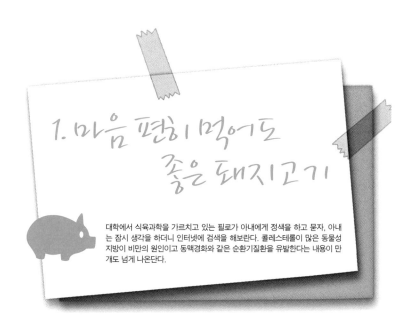

1. 마음 편히 먹어도 좋은 돼지고기

대학에서 식육과학을 가르치고 있는 필로가 아내에게 정색을 하고 묻자, 아내는 잠시 생각을 하더니 인터넷에 검색을 해보란다. 콜레스테롤이 많은 동물성 지방이 비만의 원인이고 동맥경화와 같은 순환기질환을 유발한다는 내용이 만 개도 넘게 나온단다.

"미쳤어요? 삼겹살은 안 돼요!"

오늘 저녁에는 삼겹살을 좀 구워 먹자는 필로의 말에 아내가 기겁을 하며 한 말이다. 삼겹살에는 지방이 너무 많기 때문에 건강에 안 좋단다. 필로가 그럼 대신 돼지목심이라도 구워 먹자고 하자, 아내는 돼지목심도 지방이 많고 결정적으로 자기는 돼지고기 냄새가 싫어 안 된다고 한다. 살짝 화가 난 고기박사 필로가 그럼 무엇을 먹어야 건강에 좋으냐고 되묻자, 아내는 된장국에 밥이 최고라고 한다.

'된장국에 밥이 최고'라는 아내의 주장은 어쩌면 현재 대한민국에 사는 많은 주부들의 생각과 크게 다르지 않을 것이다. 그런데 문제는 왜 항상 된장국에 밥만 먹느냐는 것이다. 필로가 매일 삼겹살이나 돼지목심을 구워 먹자는 것도 아니고, 어쩌다 한 번 먹자는 것인데, 그 어쩌다 한 번도 안 된다는 것은 심해도 너무 심하다는 것이 필로의 생각이다.

아내는 각종 비만의 원인이 돼지고기와 같이 지방이 많은 육류의 섭취 때문이고, 현대인의 각종 성인병의 원인은 바로 그 비만 때문이라고 주장한다. 그런데 21세기 대한민국에 사는 누구나가 공감을 하고 있는 이 말은 정말 사실인가? 지방이 많은 돼지고기의 섭취가 비만의 원인이고, 각종 성인병의 주범인 것처럼 말을 해도 되느냐는 것이다. 그래서 삼겹살 좀 구워 먹자는 말이 마치 건강을 해치자고 작정한 것과 동일하게 취급되는 것이 맞느냐는 말이다.

"증거 있어? 돼지고기가 비만의 원인이라는 증거 있냐고?"

대학에서 식육과학을 가르치고 있는 필로가 아내에게 정색을 하고 묻자, 아내는 잠시 생각을 하더니 인터넷에 검색을 해 보란다. 콜레스테롤이 많은 동물성지방이 비만의 원인이고 동맥경화와 같은 순환기질환을 유발한다는 내용이 만개도 넘게 나온단다. 그리고 라디오나 TV의 건강프로그램에서도 동물성 지방이 많은 돼지고기와 같은 육류를 많이 섭취하면 건강에 좋지 않다고 매일 방송한단다. 그래서 육류 위주의 서구식 식사로

변해 가고 있는 우리나라의 식단이 문제라는 것이다.

사실 아내의 이런 말이 어느 정도 설득력이 있는 것도 사실이다. 확실히 우리 주변을 살펴보면 예전에 비해 비만인 사람들이 부쩍 늘었다. 그리고 그런 비만이 서구식으로 변한 우리의 식단과 관련이 있다는 것을 부인하고 싶지는 않다. 세계보건기구(WHO, World Health Organization)에 따르면, 비만은 세계적으로 급격한 증가 추세에 있으며, 현대인의 심각한 질병 중 하나가 되었다고 한다. 그리고 향후 10년 동안 비만 인구가 현재보다 50% 이상 증가할 것이라고 하면서, 전 세계인들의 식생활에 문제점이 많다고 경고하고 있다.

그런데 필로가 말하고 싶은 것은 WHO가 비만이 잘못된 식생활과 관련이 있다고 하는 그 어디에도 육류, 특히 돼지고기의 섭취와 관련이 있다는 자료는 없다는 사실이다. 대신 현대인의 비만이 급증한 이유는 여러 가지로 그 중 식생활 습관과 관련해서는 지방, 소금, 당분 등이 다량 첨가된 음식의 선호가 비만 증가의 원인이라는 자료는 많이 있다. 즉, WHO의 자료들을 종합해 보면, 현대인들의 서구화된 식습관과 규칙적이지 못한 식사, 그리고 운동량보다 과다한 영양섭취량이 문제인 것이다.

'종로에서 뺨맞고 한강에서 화풀이한다'라는 말이 있다. 필로의 아내가 삼겹살이나 돼지목심을 마치 비만이나 현대 성인병의 원흉인 것처럼 취급하는 것이 꼭 이와 다르지 않다. 즉, 지방, 소금, 당분 등을 다량 함유한 패스트푸드나 인스턴트식품을 먹고 비만이 되었는데 애꿏은 돼지고기가 원인이라는 것이다. 폭식과 편식 그리고 운동량 부족이 비만의 진짜 원인임에도 불구하고 동물성지방이 많은 돼지고기와 같은 육류의 섭취가 원인이라고 뒤집어씌우기까지 한다. 그래서 21세기 대한민국의 돼지고기는 억울하고 또 억울하다.

🐖 🐖 🐖

현재 우리나라의 영양학자나 의사들은 하나같이 서구화되어가고 있는 우리나라 식단이 비만 증가의 원인 중 하나라고 지적하고 있다. 하지만 그 서구화라는 것이 돼지고기를 많이 먹는 것을 의미하는 것은 아니다. 모두가 알다시피 우리의 식단은 돼지고기가 주식이 될 수 없는 식단이기 때문이다. 더구나 서구화된 식단의 대표적인 음식인 햄버거나 피자 등에도 돼지고기는 주재료가 아니기 때문에 찾아보기 힘들다. 단지 돼지고기는 햄이나 소시지의 주원료로 사용되지만 우리나라 사람들은 서구의 사람들처럼 햄이나 소시지와 같은 육가공제품을 주식으로 하지 않는다. 대부분 반찬으로 이용할 뿐이다. 따라서 서양 사람들은 돼지고기를 햄이나 소시지와 같은 가공식품으로 섭취하는 비율이 50%를 넘지만, 우리나라는 겨우 25% 내외를 차지하고 있다. 우리는 돼지고기의 75% 정도를 신선육의 자연식품으로 섭취하고 있는 식단인 것이다.

그럼에도 불구하고 필로의 아내는 그렇게 돼지고기가 먹고 싶으면 혼자 먹으라고 한다. 기름기 많은 삼겹살과 돼지목심을 맛있게 구워 아이들 몰래 혼자 맛있게 먹고 오래 살란다. 아내는 특히 햄과 소시지만큼은 절대로 우리 아이들의 입에 넣어서는 안 된다고 하는데, 그 이유는 최근 급증하고 있는 소아비만이 우려되기 때문이란다. 소아비만은 성인의 비만으로 직결되는데, 그 소아비만의 주범이 바로 햄과 소시지라는 생각이다. 그러나 이것도 아내의 잘못된 상식에 기인한 절대적인 편견일 뿐이다.

최근 교육과학기술부는 우리나라 초 · 중 · 고 학생 19만 명의 생활습관을 조사한 결과, 일주일에 1번 이상 라면을 먹는 학생이 80%에 달했고 패스트푸드를 먹는 학생도 절반 이상이었다고 발표하였다.[1] 이런 이유로 비만 학생비율이 13.2%로 증가했고, 표준체중의 50%를 초과하는 고도비만 학생 비율도 처음으로 1%를 넘어섰다고 한다. 이 같은 자료는 우리나라 청소년

---

1) 메디컬투데이(2010년 10월 27일): 교육과학기술부의 조사결과, 비만 학생수는 지난 해보다 2% 늘어나 13%로 집계됐으며 비만인 아이들과 달리 저체중인 아이들도 20명 중 1명꼴(5.6%)로 나타났다. 이밖에도 초 · 중 · 고생 10명 중 8명이 주 1회 이상 라면(초등학생 75.59%, 중학생 85.36%, 고교생 77.67%)을 먹고 있다고 발표했다. 또한 아침식사를 거른다는 응답도 초등학생 4.84%, 중학생 10.56%, 고교생 14.30%로 집계됐다.

들의 비만이 라면이나 햄버거 같은 패스트푸드의 섭취와 직결되어 있다는 것을 의미한다. 주로 집에서 반찬으로 이용하는 햄이나 소시지가 문제가 아니라는 소리다.

필로의 친구인 독일·호헨헤임(Hohenheim) 대학교 식품과학과의 바이스 교수(Dr. Jochen Weiss)는 독일의 아이들은 우리나라 아이들보다 몇 배나 많은 햄, 소시지를 먹지만 비만인 아이들을 찾아보기 힘들다고 한다. 그는 우리나라와 같이 저염도, 저지방 육제품이 주류인 나라에서 아이들이 햄이나 소시지를 먹고 비만해지기 위해서는 대단히 많이 또는 엄청나게 많이 매일 장기간 먹어야 한다고 말한다. 햄이나 소시지는 돼지고기를 잘게 썰어 양념과 버무려 삶거나 훈연하여 만든다. 따라서 바이스 교수의 말대로 이렇게 만든 햄이나 소시지가 우리나라 청소년의 비만의 주범이 되기는 매우 힘들다. 즉, 우리나라 청소년들의 비만을 주도하고 있는 식품은 기름에 튀긴 라면이나 햄버거 패티 또는 감자튀김과 같은 패스트푸드인 것이다.

이대 목동병원의 가정의학과 심경원 교수에 따르면, 청소년기에 이 같은 패스트푸드를 과도하게 섭취하면 칼슘이나 비타민과 같은 필수 영양성분을 빼앗길 수 있기 때문에 성장에 방해가 될 뿐 아니라 성인병으로까지 연결될 수 있다고 한다. 그러므로 대한민국의 엄마들은 우리 아이들을 비만으로 만들지 않고 건강하게 키우기 위해서는 돼지고기로 만든 햄이나 소시지를 걱정할 것이 아니라, 어떻게 하면 라면, 햄버거, 피자 등과 같은 패스트푸드를 먹이지 않을까를 먼저 생각하는 것이 지혜로운 처사이다.

그러나 필로가 대한민국 돼지고기, 즉 한돈고기 예찬을 시작하면서 정말 하고 싶은 말은 이것이다. 돼지고기가 동물성지방이 많아 비만이나 순환기질환 등의 원인이 된다는 편견 때문에 먹지 못하면, 그것이 오히려 더 건강을 해친다는 사실이다. 필로의 전작 '고기예찬'에서 밝힌 바 있지만, 육식이 건강에 이롭지 못하다는 생각 때문에 고기를 먹지 못하는 것만큼 불행한 일은 없다.[2] 잘못된 과학적 정보를 전적으로 믿음으로써 고기를 먹지 못하고 까다롭게 채식위주의 식사를 하여 자신의 수명을 단축하는 경우도 너무 많기 때문이다.

도대체 건강이란 무엇인가? WHO는 '건강이란 신체와 정신에 장애가 없어서 정상적인 사회생활을 영위할 수 있는 상태'라고 정의해 왔다. 그러다가 1998년에는 이 정의를 확대해석하여 영적(靈的) 건강까지 포함시켰다. 육체적, 정신적, 사회적으로 건강해야 할 뿐 아니라 영적으로도 건강해야 진정한 건강이라는 것이다. 심신과 정신과 혼백이 조화를 이루며 제 기능을 발휘할

---

2) 필로는 2008년에 발간한 '필로교수의 고기예찬'에서 육식이 건강에 해롭다는 미국식 영양학에 대해 과학적인 증거를 토대로 조목조목 반박하였다. 즉, 지나치게 과다한 육류를 섭취하여 문제가 되는 미국과 아직도 육류의 섭취가 부족한 대한민국의 상황은 많은 차이가 있으며, 따라서 육식이 건강에 해롭다는 미국식 영양학은 대한민국에 적합하지 않다는 것이 필로의 주장이었다.

때가 정상적인 삶이며, 그것이 조화를 이루지 못하면 심신이 고달파지고 건강을 잃게 된다. 심신(心身)이 건강하고, 정신(精神)이 건강하고, 혼백(魂魄)이 모두 건강해야 진정한 건강을 누리는 것이다. 따라서 어떤 특정 음식을 편견으로 인해 피해야 하는 스트레스를 받는다면 건강에 이로울 리가 없다.

한편 요즘은 유병장수하는 사람들이 많아지면서 전체적인 평균수명도 늘어나고 있는데, 그래서 무병장수야말로 진정한 장수라는 말이 있다. 건강이란 단순히 고통 없는 상태, 즉 병이 없는 상태만을 의미하는 것이 아니라 마음까지도 건강해야 진정한 건강이라 할 수 있는 것이다. 즉, 아무리 튼튼한 육체를 가졌다 해도 건강하다고 말할 수 없는데, 마음이 병들면 육체는 순식간에 무너질 수 있기 때문이다. 따라서 육체의 건강을 지키는 것보다 어쩌면 정신적인 건강이 더 중요하다고 할 수 있다. 이 말은 건강이 걱정되어 돼지고기 먹는 것에 대해 스트레스를 받는 많은 사람들이 새겨들을 필요가 있다.

필로가 근무하고 있는 경상대학교 축산학과의 명예교수이신 강대진 교수님은 80세가 넘으셨는데도 젊은 사람 못지않은 건강을 유지하시고 계신다. 우리 대학 내에서도 이 어르신의 건강상태는 매우 유명한데, 지금도 젊은 사람들과 테니스를 치시면 절대 지지 않으신다. 필로는 강대진 교수님과 어느 날 회식 시간에 건강과 관련하여 이런 대화를 나눈 적이 있다.

강교수님: 우리 대학병원에서 내 주치의 역할을 하였던 의사
　　　　는 30년 전부터 기름기 많은 돼지고기에는 콜레스
　　　　테롤이 많이 들어 있으니 절대로 먹지 말라고 했
　　　　지.

필　　로: 그런데 교수님께서는 돼지고기를 너무 좋아하시잖
　　　　아요?

강교수님: 돼지고기뿐만 아니라 그 의사는 설탕은 당뇨병을
　　　　일으킬 염려가 있으니 먹으면 안 되고, 또 소금은
　　　　혈압을 높이니 가급적 먹지 말라고 했지.

필　　로: 하하하! 교수님은 커피에 설탕을 5스푼이나 넣어
　　　　드시잖아요.

강교수님: 그런데 그 의사는 심지어 채소에는 농약이 묻어 있
　　　　으니 음식점에서는 먹지 말고 집에서 깨끗이 씻은
　　　　것만 먹으라고 신신당부했지.

필　　로: 그래서요? 그 분의 말씀과 반대로 하셨는데도 지
　　　　금까지 건강하신 교수님을 보고 그 의사 선생님이
　　　　요즘은 뭐라고 말씀하시는가요?

강교수님: 응? 그 의사? 벌써 오래 전에 죽었어.

　지금도 돼지고기는 물론 각종 육류를 가리지 않고 즐겨 드시
는 강대진 교수님의 주장은 무엇이든지 즐겁게 먹는 것이 건강

을 위해 좋다는 것이다. 물론 몸에 좋은 것과 좋지 않은 것을 가리는 것은 중요하지만, 우리가 일반적으로 먹는 음식에 대해서 너무 까탈지게 가리는 것은 좋지 않다는 말씀이다. 그리고 그렇게 까다롭게 구는 편식이야말로 건강을 해치는 우매한 짓이라는 것이 강교수님의 주장이다.

그런데 사실 돼지고기는 건강에 나쁜 음식이 아니라 오히려 건강에 좋은 음식이다. 그럼에도 불구하고 마치 돼지고기를 먹으면 금방이라도 비만이 되고 각종 성인병에 걸릴 것처럼 생각하는 것은 오버도 이만저만 오버가 아니다. 만약 필로의 아내처럼 돼지고기를 많이 먹으면 건강에 나쁠 것이라는 편견을 가지고 있으면 절대로 돼지고기를 즐겁게 먹을 수 없으며, 오히려 건강을 해칠 수 있다. 그러나 필로처럼 돼지고기는 건강에 좋은 음식이라고 생각하면 언제나 즐겁게 먹을 수 있으며, 그 결과 정말 건강에 도움이 된다.

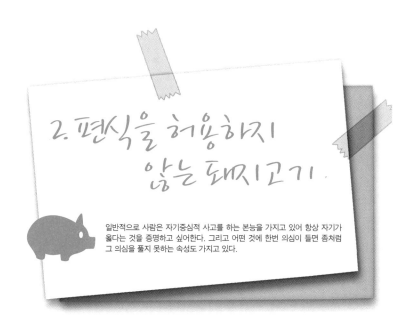

2. 편식을 허용하지
않는 돼지고기.

일반적으로 사람은 자기중심적 사고를 하는 본능을 가지고 있어 항상 자기가
옳다는 것을 증명하고 싶어한다. 그리고 어떤 것에 한번 의심이 들면 좀처럼
그 의심을 풀지 못하는 속성도 가지고 있다.

　필로는 몇 년 전쯤에 생방송으로 진행된 SBS 토론회에 출연
한 적이 있다. 개고기 합법화에 관한 토론프로그램이었는데, 당
시 한국축산식품학회의 학술간사를 역임하고 있던 필로는 개고
기를 좋아하지 않았음에도 불구하고 찬성 입장에서 토론을 벌
였다. 필로의 건너편에서 반대 입장으로 의견을 개진하던 토론
자는 애완견협회에서 나온 분과 채식주의를 주장하던 사람이
었다. 토론은 매우 흥미롭게 진행되었고 열기도 대단했는데, 결
과적으로 필로의 논리가 설득력이 있었는지 생방송으로 동시에
진행된 ARS 투표에서 87:13으로 찬성이 압도적으로 높게 나타

났다.

그런데 문제는 방송이 끝난 후였다. 다음 날 필로의 홈페이지와 학교 홈페이지에는 필로를 비방하는 많은 글들이 수없이 올라왔고, 결국 필로는 홈페이지를 일시적으로 폐쇄해야만 했다. 그렇게 필로를 무차별적으로 공격했던 사람들은 극성 동물보호주의자나 채식주의자들이었다. 필로는 SBS 토론회 이후에도 그와 유사한 내용으로 EBS나 KBS에도 출연을 하여 토론을 하였는데, 그때마다 극성 채식주의자들 때문에 힘든 시간을 보내야만 했다. 필로는 그런 사건들을 겪으면서 육식을 하는 사람들은 조용히 고기를 즐기며 먹는데, 왜 채식을 하는 사람들은 그렇게 열정적으로, 아니 극성적으로 자신들의 생각이 옳다고 주장하는지에 대해 깊은 생각을 할 수 있었다.

일반적으로 사람은 자기중심적 사고를 하는 본능을 가지고 있어 항상 자기가 옳다는 것을 증명하고 싶어한다. 그리고 어떤 것에 한번 의심이 들면 좀처럼 그 의심을 풀지 못하는 속성도 가지고 있다. 그래서 사람은 일단 돼지고기가 건강에 나쁘다는 의심이 들면 그 의심이 사실이라는 정보만 눈에 들어온다. 행여 그 의심이 사실이 아니라는 정보가 있다 하더라도 애써 무시하고 싶어지는 게 사람의 심리인 것이다. 이 같은 이유로 채식주의자들은 돼지고기는 비만의 원인이나 성인병의 원인이 아니라고 필로가 아무리 떠들어도 의도적으로 무시를 해 버린다. 그리고 돼지고기가 건강에 나쁘다는 정보만 취사선택하여 믿기 때문에 그렇게 맛있는 돼지고기를 먹지 못한다.

그런데 현대 사회는 이상하게도 채식주의자들이나 환경운동을 하는 사람들의 주장이 마치 진실인 것처럼 받아들여지고 있다. 그래서 많은 사람들이 '밥에 된장국이 최고!'라고 믿고, 채식위주의 식사를 하는 것만이 건강에 좋다고 믿는다. 그러나 필로는 그런 사람들의 대부분은 채식주의자들이나 환경운동을 하는 사람들의 일방적인 주장이나 홍보에 너무 많이 노출되었기 때문이라고 믿는다. 따라서 각종 성인병에 시달리는 현대인들은 특히 식습관과 관련한 다양한 정보들에 대해 지혜롭게 대처할 필요가 있다. 그들의 주장은 한편으로는 맞는 것도 있지만 다른 한편으로는 틀린 것도 많기 때문이다.

몇 년 전 '슈퍼 사이즈 미'라는 다큐멘터리 영화가 전 세계적으로 큰 반향을 일으킨 적이 있다. '슈퍼 사이즈 미'는 감독 모간 스퍼록이 자신의 몸을 직접 실험해 제작한 모험적인 다큐멘터리로, 한 달 동안 패스트푸드만을 섭취하고 그 폐단을 몸소 체험해 이를 영상으로 공개했다. 그리고 그 결과는 상상 이상이었는데, 실험을 시작한 지 며칠도 안 돼 스퍼록 감독은 소화불량과 복통을 호소하더니 나흘 만에 구토를 하기 시작하였다. 그리고 실험 3주차에는 고혈압과 콜레스테롤의 급격한 증가와 지방간 때문에 고통을 겪었다. 한 달 후 스퍼록 감독은 11kg이 늘였고, 실험 전 정상수치였던 콜레스테롤이 230까지 올랐다. 일반적으로 누구나 이런 장면을 목격하면 패스트푸드가 정말 몸에 안 좋다고 확신하게 된다.

문제는 대부분 육식이 건강에 좋지 않다는 주장도 거의 모두 이런 극단적인 실험의 결과를 토대로 하고 있다는 사실이다. 그리고 패스트푸드의 단점을 말하면서 그것이 마치 육식의 단점인 것처럼 교묘하게 포장을 하는데 있다. 그러나 대부분 기름에 튀긴 패스트푸드(햄버거 패티, 감자튀김 등)와 자연식품인 돼지고기는 그 근본이 완전히 다른 식품이다. 그리고 생각을 해보라. 그 어떤 누가 이렇게 극단적인 식사를 한단 말인가. 만약 이런 식으로 실험을 한다면, 세상에 존재하는 그 어떤 식품도 건강에 이로울 수 없다. 예를 들어 한 달 동안 건강에 좋다는 인삼만으로 식사를 한다면, 과연 한 달 후에 우리 몸은 어떻게 되겠는가?

최근 채식주의자들은 우리나라는 비만은 물론 당뇨, 고혈압, 대장암 등이 크게 늘었다고 말한다. 특히 암 증가율 1위를 기록한 것이 대장암이라는 것을 지적하면서, 대장암의 주된 원인이 바로 기름기 많은 육류 중심의 서구식 식생활 때문이라고 주장한다. 그런데 정말 우리나라 사람들이 서구식 식생활을 하면서 그들처럼 육류를 많이 먹는지 생각해 볼 필요가 있다. 물론 어느 정도 서구식으로 변한 것은 인정하나, 아직도 우리의 식단은 변함없이 한식이 주류를 이루고 있으며, 육류의 섭취량은 서구 사람들에 비해 비교도 안 되게 적은 수준이다.

일반적으로 한 나라의 육류 섭취량은 1인당 1년 동안 먹은 소고기, 돼지고기 및 닭고기의 총량으로 표시한다. 그 기준으로 미국은 1인당 1년에 약 110kg, 호주는 약 93kg 정도의 육류를 섭취하고 있으며, 대부분의 유럽 국가들도 평균 약 80kg 정도를 소비하고 있다. 그러니까 1년에 80kg~110kg 정도의 고기를 먹게 되면 서구의 사람들처럼 동물성지방이 문제가 되어 비만하게 되고 건강에 적신호가 온다고 하는 것이 맞는 것 같다. 그러나 2009년 현재, 우리나라 사람들이 1인당 1년에 섭취하는 총 육류의 양은 약 36.8kg 정도에 불과하다. 그리고 그 육류 중 돼지고기의 섭취량은 겨우 19.1kg 정도이다.[3]

따라서 우리나라 사람들의 대장암 발생률이 급증한 이유를 육류 섭취량의 증가 때문이라고, 특히 돼지고기의 섭취로 몰고 가는 것은 매우 잘못된 것이다. 오히려 패스트푸드와 각종 과

---

3) (사)한국육류유통수출입협회의 통계자료(2010 식육편람)에 따르면, 2009년 우리나라 사람들이 1인당 1년에 섭취한 총 육류의 양은 약 36.8kg 정도이며, 그 육류 중 돼지고기의 섭취량은 19.1kg 정도이고, 소고기 및 닭고기의 섭취량은 각각 7.5kg 및 9.0kg이었다. 한편, 2010년 10월 달 미국 USDA 통계자료(Livestock and Poultry: World Markets and Trade)에 따르면, 미국은 1년에 1인당 소고기 38.5kg, 돼지고기 27.2kg, 닭고기 43.3kg을 섭취하여 총 109kg의 육류섭취량을 보였으며, 호주는 소고기 35.3kg, 돼지고기 22.1kg, 닭고기 35.5kg(총 92.9kg), EU는 27개국 평균은 소고기 16.7kg, 돼지고기 41.8kg, 닭고기 17.9(총 76.3kg)이었다. 한편, 최근 일본을 제치고 세계 제1의 장수국으로 등극한 홍콩의 경우는 소고기 30.3kg, 돼지고기 69.0kg, 닭고기 40.9kg(총 140.2kg)으로 육류 섭취량이 세계에서 가장 높았으며, 특히 돼지고기 섭취량이 압도적으로 많았다.

자, 특히 빵의 소비량 증가에 주목할 필요가 있다. 우리나라 사람들의 라면, 과자, 빵, 음료수 등의 소비량 증가는 육류의 소비량 증가와는 비교가 되지 않기 때문이다.[4] 그리고 이러한 식품들에는 착색제, 발색제, 표백제, 화학조미료, 화학감미료 등 우리의 건강과 부합하지 않는 식품첨가제들이 너무나 많이 들어 있다. 따라서 대장암 발생률의 증가 원인을 자연식품 소재인 돼지고기와 같은 육류에서 찾을 게 아니라 다른 가공식품들에서 찾는 것이 훨씬 현명할 것이다.

그러나 요즘은 건강한 먹거리에 대한 사람들의 관심이 날로 고조되면서 채식주의자들의 주장이 힘을 받고 있는 실정이다. 예를 들어 2008년도 소비키워드로 '웰빙'과 '유기농'이 꼽혔는데, 유기농 상품의 경우 일반 상품보다 평균 2배 정도 높은 가격임에도 불구하고 불황 속에서도 매출이 크게 늘고 있는 추세이다. 그리고 이러한 유기농에 대한 관심은 채식주의와 맞물려 '친환경 채식주의자', 즉 에코테리언(Eco+Vegeterian)의 열풍으로 이어지고 있다. 그런데 이런 채식주의자들은 종종 자신들의 주장에 힘을 더하기 위해 터무니없고 비과학적인 내용으로 사람들을 현혹하기도 한다.

---

4) 1963년 삼양식품(주)의 '치킨탕면'으로 시작한 우리나라 라면시장은 현재 연간 1조5000억 원 규모의 시장을 형성하고 있다. 2008년도 세계라면협회(IRMA) 통계에 따르면, 한국은 연간 1인당 라면소비량이 75개로, 인도네시아 57개, 일본 40개, 중국 33개를 제치고 압도적인 1위를 차지하였다.

심지어 채식주의자들은 사람의 성격도 먹거리에 따라 좌우된다고 하면서 채식으로 우울증, 조울증 등의 치료가 가능하며, 집중력이나 기억력 등이 향상돼 학습능력도 향상된다고 주장한다. 그러나 이 같은 주장들은 과학적인 증거가 부족한 일방적인 루머와 같은 것이다. 실제로 육식을 하는 것이 우울증 예방에 좋고 활발한 성격형성에도 효과적으로 작용하는데, 과학자들은 그 이유를 뇌에서 만들어지는 세로토닌이라는 물질에서 찾고 있기 때문이다. 이에 대해서는 뒤에 10장에서 자세히 설명하겠지만, 세로토닌은 식물성식품의 섭취보다 육류를 섭취해야 잘 만들어지는 물질이다.

　그러므로 필로의 생각은 이렇다. 채식주의자들이나 환경운동가들의 일방적인 주장을 듣다보면 육식이 정말 건강에 해가 될 수도 있겠다는 의심이 들고, 한번 의심이 들면 그 의심은 계속 부풀어져 결국 돼지고기를 먹지 못하는 편식으로 이어진다는 점이다. 여기서 우리 모두가 분명히 알고 짚고 넘어가야 될 것은 채식은 지독한 편식이라는 사실이다. 즉, 채식은 모든 육류의 섭취를 절대적으로 금하는 편식이지만 육식은 돼지고기, 소고기, 닭고기뿐만 아니라 생선, 야채, 과일 등을 고루 섭취하는 균형식이다. 따라서 바른 식생활로 건강을 지키려는 현대인들은 과연 어느 것이 건강을 위해 바람직한지 상식적이고 과학적인 판단을 하는 것이 좋을 것이다.

필로는 20년도 넘게 대학에서 식육과학을 공부하고 가르치면서 육류소비량과 국민 건강과의 상관관계를 연구하였다. 또 수많은 학생들의 경우를 직접 체험하였을 뿐만 아니라 주변의 일반적인 경우도 많이 눈여겨 보아왔다. 그리고 이제 확신을 가지고 말할 수 있는데, 육식은 채식을 항상 이겨왔고 또 앞으로도 변함이 없을 것이다.

🐷 🐷 🐷

필로의 아내가 돼지고기 먹는 것을 꺼려하거나 아이들에게 돼지고기로 만든 햄이나 소시지를 먹이는 것을 두려워하는 이유는 그것들이 너무 맛이 있기 때문이란다. 따라서 한번 그것들에 맛을 들이면 계속 먹게 되고, 그렇게 되면 금방 살이 찌고, 그러면 여러 가지 건강에 안 좋은 결과를 초래한단다. 그러므로 처음부터 돼지고기나 그것으로 만든 육제품에 맛을 들이지 않는 것이 현명하다는 것이다.

그러나 잘 생각해 보면 돼지고기로 편식하기란 정말 어려운 일이다. 아무리 필로가 삼겹살을 좋아한다고 하더라도 아침, 점심, 저녁식사를 삼겹살로만 할 수는 없기 때문이다. 아이들도 매 끼니를 햄과 소시지 반찬으로만 준다면 금방 질려버리고 말 것이다. 즉, 돼지고기나 돈육가공제품은 편식을 주도하지 못한다는 말이다. 정말 편식을 주도하는 식품은 패스트푸드나 과자, 그리고 사탕이나 콜라 같은 식품들이다. 그리고 비만과 관련된 진짜 문제는 이런 식품들로 일관하는 편식이다.

2008년도 건강보험공단은 한국인의 평균체중이 과체중에 달하는 것으로 나타났다는 충격적인 조사결과를 발표하였다. 이 조사에 따르면, 10년 전보다 남자는 2.6kg, 여자는 1.6kg 체중이 증가했다고 한다. 이는 1997~2007년 동안 건강검진을 받은 성인 남녀 5,430명을 대상으로 비만 수준 변화도를 조사한 내용으로 한국인의 평균체중이 과체중에 달하는 것으로 나타난 것이다. 그런데 많은 전문가들은 한국인의 평균체중 증가의 원인이 끼니를 대충 때우는 현대인의 잘못된 식습관과 편식이라고 지적하고 있다.

정말 우리 주변을 살펴보면, 요즘은 혼자서 식사를 하는 사람이 늘어나면서 식사를 거르거나 편의점, 패스트푸드점, 길거리 음식점 등에서 대충 때우는 일이 많아졌다. 이와 관련하여 고려대학교 식품과학부의 이민석 교수는 현대인들은 균형잡힌 식사를 하기 어려워지고 있으며, 달콤하고 구미가 당기는 자극적인 음식에 길들여져 가고 있는 입맛이 문제라고 지적한다. 즉, 달콤하고 자극적인 음식은 입맛을 쉽게 사로잡을 뿐만 아니라 중독성이 있어 편식을 하게 만들며, 이런 편식이 체중을 증가시키는 직접적인 원인이라는 주장이다. 그런데 더욱 심각한 문제는 이런 음식들은 적게 먹어도 체지방률을 증가시키는 탁월한 효과가 있다는 점이다.

편식은 어린이들만의 문제가 아니다. 성인 역시 고열량, 고지방, 단순당 위주로 섭취하는 편식이 문제다. 즉, 점심 대용으로 많이 먹는 패스트푸드는 고칼로리 고지방으로 식성을 편중시키는 대표적인 식품이며, 회식 등 술자리에서 섭취하는 알코올과 안주 역시 비만의 원인이다. 또한 간식도 문제인데, 빵, 과자, 초콜릿 등 빠르게 포만감을 안겨주는 단순당 식품들은 영양불균형을 초래하여 체중 증가는 물론 다양한 현대 성인병의 원인이 된다.

많은 영양학자들이나 의사들도 당과 같은 단순 탄수화물은 특정 음식중독을 일으킨다고 지적한다. 그리고 이런 식품들은 거식증이나 폭식증과 같은 식이장애를 유발할 수 있으며, 비만으로 이어져 성인병이나 합병증과 같은 2차 질환으로 악화될 수 있다고 한다. 뿐만 아니라 칼슘, 철분, 비타민과 같은 균형적인 영양섭취가 불가능해 호르몬의 불균형과 자율신경실조로 이어지게 될 위험이 있으므로 피해야 한다고 권고한다. 자극적인 맛은 장기적으로 신장의 기능을 약화시키고 수분대사를 방해해 부종을 만들기도 한다.

한의사들도 편식의 위험성을 지적하기는 마찬가지이다. 서울의 유명한 한의원인 바른체한의원의 김강식 원장은 특정 음식의 편식이 장기적으로 지속되면 심각한 영양불균형과 심혈관계 위험인자의 증가 및 혈당의 변동으로 과식과 폭식이 반복되면서 비만으로 쉽게 이어진다고 말한다. 그는 편식은 비위(脾胃)의 소화기능 이상에 따라 나타나는 것으로 식습관을 바르게 교정하는 개선이 꼭 필요하다고 경고한다.

아무튼 이런 것을 종합해 보면, 현대인의 비만을 주도하고 각종 성인병의 원인을 제공하는 편식은 확실히 당분과 각종 식품 첨가제들을 다량 함유하고 있는 탄수화물 식품들에 의해 이루어진다. 쉽게 말해 사탕, 과자, 빵, 콜라, 술, 라면, 쫄면, 떡볶이 등과 같이 달콤하면서도 자극적인 탄수화물 식품들이 문제라는 것이다. 그러니 괜히 돼지고기, 소고기, 닭고기, 우유, 계란과 같은 단백질 식품들을 비만이나 편식과 연결시키지 말라는 소리다. 특히 동물성지방이 많다는 것을 이유삼아 돼지고기의 섭취를 비만과 연결시키려는 것은 돼지고기의 영양성을 오해한 매우 잘못된 적용이다.

세계에서 제일의 장수국으로 알려져 있는 일본, 그 일본 중에서도 오키나와는 최고의 장수촌으로 알려져 있다. 그런데 KBS의 유명한 프로그램인 '생로병사의 비밀'에서 방송된 바와 같이, 일본의 의사나 영양학자들의 연구조사에 따르면, 오키나와의 장수비결 10가지 중 그 첫 번째가 과다하다 싶을 정도로 많은 돼지고기의 섭취였다. 즉, 오키나와 사람들은 1년에 1인당 돼지고기만 70kg 이상을 섭취하는데, 그렇게 많이 섭취하는 돼지고기의 단백질이 장수의 비밀이라는 것이다. 참고로 우리나라는 평균 19.1kg의 돼지고기를 섭취하고 있다.

1년에 돼지고기를 70kg 이상을 먹는다는 것은 거의 매일 돼지고기를 섭취한다고 해도 좋을 양이다. 그런데 왜 오키나와 사람들은 동물성지방이 많다는 돼지고기를 그렇게 많이 먹는데도 비만과 상관없이 장수를 하는 것일까? 아마도 이 질문의 답은 돼지고기의 섭취가 비만과 직결되지 않는다는 가장 좋은 객관적인 예가 될 것이다. 또 극단적으로 돼지고기로만 식사를 하는 '황제 다이어트'를 하게 되면 체중이 극적으로 감량된다는 것도 돼지고기의 섭취가 비만과 상관없다는 좋은 예이다.

그러므로 필로의 결론은 이렇다. 돼지고기는 너무 맛있기 때문에 자주 먹게 될까봐, 그래서 비만이 될까봐 돼지고기 먹는 것을 꺼리는 것만큼 어리석은 짓은 없다. 다시 말해 패스트푸드나 기름에 튀긴 음식, 또는 달콤한 음식이나 자극적인 음식을 먹지 않는다면 돼지고기는 먹을 수 있을 만큼 많이 먹는 것이 오히려 건강에 도움이 된다. 그런데 사실 돼지고기는 아무리 많이 자주 먹으려고 해도 그렇게 많이 자주 먹을 수 없는 식품이다. 편식을 허용하지 않는 속성을 가지고 있기 때문이다.

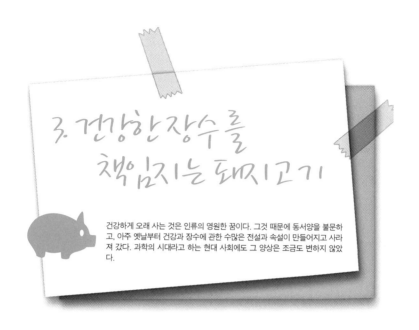

3. 건강한 장수를 책임지는 돼지고기

건강하게 오래 사는 것은 인류의 영원한 꿈이다. 그것 때문에 동서양을 불문하고, 아주 옛날부터 건강과 장수에 관한 수많은 전설과 속설이 만들어지고 사라져 갔다. 과학의 시대라고 하는 현대 사회에도 그 양상은 조금도 변하지 않았다.

2008년 10월 25일, SBS 저녁 8시 뉴스의 앵커는 약간 상기된 얼굴로 목소리를 높였다. 당시 필로는 젖먹이 늦둥이 아들을 키우고 있었기 때문에 '아이의 아토피'라는 앵커의 말에 눈과 귀가 자동으로 TV로 쏠렸다. 앵커는 다소 황당한 표정으로 뉴스를 전했다.

"아이의 아토피 치유에 좋다는 식이요법 쓰시는 분들은 주의 깊게 보셔야겠습니다. 잘못된 정보에 따른 식이요법은 자칫 아이의 발육에 지장을 주거나, 영양실조까지 부를 수 있다고 합니다. 조동찬 의학전문기자가 집중취재했습니다."

앵커의 말이 끝나자 화면에는 뼈만 앙상하게 남은 아주 작은 아기가 힘없이 누워 있는 장면이 나왔고, 곧바로 조동찬 의학전문기자가 전하는 뉴스는 필로를 큰 충격에 빠트리기에 충분했다. 그런데 큰 충격에 빠진 것은 필로만이 아니라 뉴스를 같이 보던 아내도 마찬가지였다. 그 충격적인 뉴스는 다음과 같았다.

〈조동찬 의학전문기자〉
"7개월 된 이 아기는 심각한 영양실조로 한 달 가까이 입원실 신세를 졌습니다. 아토피에 좋지 않다는 이유로 생후 3개월부터 우유나 육류를 끊고 야채죽만 먹인 결과입니다. 4년 동안 고기를 멀리한 여섯 살 어린이도 심한 발육 부진으로 두 살 아래 동생과 몸집이 같아졌습니다."

〈아토피 환자 어머니〉
"6개월 이후부터 아이가 이유식할 때도 흰 우유하고 고기는 먹이지 않았어요."

〈조동찬 의학전문기자〉
"두 어린이 모두 인터넷에 떠다니는 근거 없는 건강정보의 희생자입니다. 엄마들이 주로 보는 이 사이트에는 아토피를 앓는 어린이에게 우유와 계란, 각종 육류 등을 먹이면 안 된다고 쓰여 있습니다. 한 대학병원의 설문조사 결과 아토피를 앓는 자녀를 둔 부모 가운데 68%가 근거 없이 식이제한을 했습니다."

〈편복양/순천향대 소아아토피피부염연구회 회장〉

"아기가 태어나서 1살, 2살까지 (고기를) 먹이지 않는 경우도 많이 있거든요. 그래서 그것 때문에 영양장애, 성장장애 이런 것들을 겪는 아이들이 꽤 있습니다. 아토피 질환 중 음식으로 유발되는 경우는 30% 정도, 즉 10명 중 7명에게는 식이제한이 필요없습니다."

"이래도 우리 아이들에게 돼지고기를 먹이지 않을 거야?"

필로는 뉴스가 끝나자마자 아내를 쳐다보며 의기양양하게 말했다. 평소 아내는 돼지고기로 만든 햄이나 소시지를 아이들에게 먹이면 아토피에 걸린다고 주장해왔다. 그리고 그녀의 그런 믿음 때문에 우리 아이들은 햄과 소시지를 많이 먹지 못하고 자랐다. 그래서 필로는 우리 아이들이 키가 작은 이유는 필로의 키 작은 유전자 때문이 아니라 고기를 많이 먹지 않았기 때문이라고 항변해 왔다. 아이들에게 삼겹살이나 돼지목심을 구워주기 싫으면, 햄이나 소시지라도 많이 먹이라고 해왔던 필로였던 것이다.

그런데 필로가 그 뉴스를 보고 정말 화가 났던 이유는, 인터넷에 떠도는 헛된 정보를 믿고 아직 돌도 지나지 않은 아기를 영양실조에 걸리게 했다는 사실이다. 모든 화학적인 반응이 그렇듯이 우리 인체 내에서 발생하는 생화학적 반응도 돌이킬 수 있는 반응이 있고 영원히 돌이킬 수 없는 반응이 있다. 성인들은 영양실조에 걸리더라도 후에 충분한 영양을 섭취하면 몸이 회복될 수 있다. 하지만 성장기에 있는 아이들은 그렇지 않다. 더구나 인체의 각 기관들이 한참 만들어지고 있는 단계의 유아들의 경우, 한번 영양실조에 걸려 체내 기관들의 형성이 제때에 제대로 이루어지지 않으면 후에 아무리 좋은 영양을 공급해도 보상성장이 이루어지지 않는다. 따라서 그 뉴스에 나온 아기는 엄마의 무지로 인해 평생을 고생하게 될 것이다. 필로는 그것이 화가 났다. 누가 인터넷에 그런 헛된 정보를 무책임하게 올려 한 아이의 인생을 망쳐놓았단 말인가!

🐷 🐷 🐷

건강하게 오래 사는 것은 인류의 영원한 꿈이다. 그것 때문에 동서양을 불문하고, 아주 옛날부터 건강과 장수에 관한 수많은 전설과 속설이 만들어지고 사라져 갔다. 과학의 시대라고 하는 현대 사회에도 그 양상은 조금도 변하지 않았다. 소위 OOO차, OOO즙, OOO효소 등 건강에 좋다는 수많은 식품들에 얽힌 속설이 난무하고, 비과학적이고 오히려 종교에 가까운 자연식이나 채식주의 등이 큰소리치며 버젓이 통하고 있는 세상이다. 그런데 과학자라고 자칭하는 사람들까지도 종종 이런 주장에 동조하고 있기 때문에, 일반인들은 그런 말에 쉽게 현혹되어 착각에 빠져들기 십상이다.

그러나 이와 같은 근거 없는 속설에 현혹되면 앞에 소개한 뉴스의 예와 같이 아이들이나 자신의 건강을 해칠 수 있다. 또한 요즘이 아무리 장수하는 사회라고 할지라도 노후에 중풍이나 치매에 걸려 고생할 위험성이 높아진다. 세상에는 근거를 알 수 없는 허무맹랑한 장수설이 너무도 많이 있다. 그중 가장 전형적인 것이 육류를 섭취하면 성인병에 걸려서 일찍 죽지만 자연식 또는 채식을 하면 장수한다는 속설이다.

지금으로부터 약 20년 전에 우리나라에는 엔돌핀 이론을 설파한 이상구 신드롬이란 것이 있었다. 육식을 금하고 채식을 해야 장수한다는 그의 말에 현혹되어 많은 사람들이 한동안 고기를 먹지 못했고, 또 안 먹었다. 그러나 시간이 지나면서 그의 주장은 잠깐 지나쳐가는 유행과 같이 사라지고 말았는데, 당시를 기억해 보면 그때 우리나라 사람들이 얼마나 잘못된 정보에 현혹되어 있었는지 잘 알 수 있다.

일본 도쿄대 의학부에서 근무했던 마츠자키 도시히사(松崎俊久) 교수는 '세계 제일의 장수촌은 오키나와, 그 비밀은 돼지고기였다'라는 책을 펴냈다.[5] 마츠자키 교수의 이 책은 일본 인구 1억2천만 명을 대상으로 45년간에 걸친 식생활 실험결과를 과학적으로 분석하여 장수의 필수조건을 규명한 것으로, 결론은 돼지고기를 비롯한 육류와 우유, 계란 등 축산물이 장수에 꼭 필요한 식품이라는 사실이다. 마츠자키 교수는 특히 노년을 중풍에 걸려 사지마비로 또는 치매에 걸리거나 노망으로 침대에 누워 지내고 싶지 않다면 돼지고기와 같은 축산식품을 절대적으로 섭취하라고 권고한다. 그는 육류는 뇌졸중을 예방해주는 대신 심장병을 유발하는데, 우리나라와 마찬가지로 뇌졸중이 노인사망 제1의 원인인 일본은 육류를 더 먹어야 하지만, 심장병이 노인사망 제1의 원인인 미국은 육류 섭취를 줄여야 한다고 하였다.

채식을 하여야 건강하게 오래 산다는 이상구 씨의 이론은 육류를 우리보다 3~4배나 더 많이, 즉 육류를 과도하게 섭취하는 미국 같은 나라에나 적합한 논리일 뿐이다. 그럼에도 불구하고, 최근 이상구 씨는 20년 만에 다시 언론과 대중 앞에 모습을 드러내 새로운 주장을 하고 다닌다. 이번에는 유전자 건강법이

---

5) 이 책은 1993년에 정영철 박사(정 P&C 연구소)에 의해 번역된 한글판이 (주)양돈연구를 통해 출판되었다. 당시 우리나라는 이상구 씨의 영향으로 돼지고기 소비가 위축되어 있었는데, 정영철 박사는 이 책에서 이상구 이론은 육류를 우리보다 5배 이상 과도히 섭취하는 서양에서나 알맞은 논리일 따름이라고 하였다. 1990년대 초반 우리나라 육류 섭취량은 약 20kg 내외였고, 돼지고기는 약 10kg 정도밖에 되지 않았다.

다. 그의 종교인 제칠일안식교의 교리에 따라 육식을 금하고 채식위주의 식사를 해야 유전자가 건강하게 유지되며, 또 이미 손상된 유전자도 정상으로 회복될 수 있다는 논리다. 그는 자기의 주장에 설득력을 갖추기 위해, 그가 주장하는 영양식(채식위주의 편식) 이외에 다른 좋다는 것을 같이 혼용하여 주장함으로서 사람들을 현혹시킨다. 소위 '뉴스타트 생명운동'으로 불리는 것이 바로 그것이다.

이상구 씨가 말하는 뉴스타트(NEW START)는 영양식(Nutrition), 운동(Exercise), 깨끗한 물(Water), 햇빛(Sunshine), 절제(Temperance), 맑은 공기(Air), 휴식(Rest), 신뢰(Trust)의 영문 앞 자를 딴 것이다. 이 8가지만 지키면 손상된 유전자가 정상으로 돌아와 건강해진다는 황당한 논리다. 암을 포함한 모든 질병이 유전자가 손상되어 발생되는데, 뉴스타트의 8가지를 지키면 현대 의학이 포기한 말기암 환자도 치료될 수 있다고 한다. 그리고 그는 자신이 직접 생활습관을 바꿈으로써 유전자를 성공적으로 조작하고 변질시킬 수 있었다고 말한다. 문제는 많은 사람들이 그런 강연을 듣다 보면 황당하기 그지없는 그의 주장을 믿게 된다는데 있다. 그리고 또 그 중 많은 사람들이 그의 궁극적인 목적으로 보이는 제칠일안식교의 교인이 되고, 고기를 절대로 먹지 않는 극성 채식주의자가 된다.

필로는 이상구 씨 같은 사람들의 주장이 주요 언론에 대서특

필이 되고, 또 많은 사람들이 그의 주장에 쉽게 휩쓸리는 것을 보면 씁쓸하기 그지없다. 과학적 사고를 한다고 하는 현대인들이 과학적 오류에 너무나 쉽게 포로가 되어 상식적이고 보편타당한 선택을 제대로 하지 못하는 것 같기 때문이다. 그래서 필로는 우리 주변을 떠돌고 있는 수많은 건강설이나 장수설 중에서 과학적 근거에 기초하고, 통계분석에 의해 실증된 진실만을 신중히 취사선택할 줄 아는 지혜가 필요하다고 생각한다.

마츠자키 교수에 따르면, 2차 세계대전 전만 하더라도 일본은 세계적인 단명국(短命國)이었는데, 그런 일본이 짧은 기간 내에 세계 제일의 장수국이 된 결정적인 이유는 동물성단백질의 섭취가 늘어난 식생활의 개선이라고 한다. 그는 일본의 각 지역을 비교한 결과 소득수준이 높은 지역이 평균수명도 길었는데, 그 이유는 값비싼 육류의 섭취가 많았기 때문이라고 밝혔다. 그런데 특이한 것은 오키나와 지역은 일본에서도 가장 소득수준이 낮은 곳인데도 불구하고 제1의 장수촌이라는 점이다.

오키나와는 전통적으로 돼지고기를 대량으로 섭취해 온 지역이었다. 마츠자키 교수는 돼지고기 외에 다른 요인들도 있지만, 돼지고기를 많이 먹는 전통이야말로 오키나와가 세계제일의 장수 지역이 된 결정적 요인이라고 말한다. 그는 서양은 육류를 너무 많이 먹기 때문에 심장병의 발병률이 높지만, 돼지고기를 중심으로 하는 오키나와의 육식은 매우 적정한 양(연간 1인당 약

70kg의 돼지고기 섭취)으로서 다른 식품들과 균형도 좋다고 하였다. 오키나와는 일본의 다른 지역과 달리 옛날부터 불교가 거의 뿌리를 내리지 못했기 때문에 전통적으로 육류를 먹는 행위가 사회적 또는 종교적으로 저항감이 없었다. 따라서 불교의 영향을 받지 않아 돼지고기의 섭취가 자유로웠던 점은 오키나와 주민들의 장수라는 측면에서 보면 대단한 행운이었다고 할 수 있다.

🐷 🐷 🐷

돼지고기가 장수의 비밀인 이유는 돼지고기의 단백질에 그 근거를 두고 있다. 즉, 돼지고기 속에 들어 있는 단백질은 세상에 존재하는 식품들의 단백질 중 인간의 건강을 지킬 수 있는 가장 훌륭한 단백질 중 하나라는 점이다. 이에 대해서는 뒤에 6장과 7장에서 자세히 설명하겠지만 여기서 간략히 말하자면 다음과 같다.

우리의 몸은 약 70%가 수분이고, 그 수분을 제외하고 나면 대부분이 단백질로(약 20% 정도) 이루어져 있다. 근육은 물론 손톱도 단백질이고 머리카락도 단백질이다. 심지어 뼈나 호르몬 등도 모두 단백질이다. 따라서 사람은 양질의 고급단백질을 많이 섭취하여야 몸도 튼튼하게 형성될 수 있으며 질병에 걸리지 않고 오래 살 수 있다.

현대 영양학과 의학이 일관적으로 밝히는 바는 고급단백질의 섭취가 건강한 삶을 영위하기 위해 필수적이라는 사실이다. 여기서 고급단백질이란 체내에서 합성되지 않는 필수아미노산이 균형 있게 풍부히 존재하는 것을 말한다. 어떤 식품이 무조건 단백질을 많이 함유하고 있다고 해서 그 식품을 훌륭한 단백질의 공급원이라고 하지는 않는다. 단백질을 구성하고 있는 아미노산의 종류나 균형 및 그 함량이 중요하기 때문이다. 그런 점에서 돼지고기의 단백질은 채식주의자들이 가장 좋다고 주장하는 콩의 단백질과는 비교할 수 없을 정도로 양질의 고급단백질이다.

인간은 만약 단백질의 섭취가 부족하게 되면 단백질부족증(Kwashiokor)을 일으켜 발육이 지연되고 피부와 모발의 색소가 변화하며 부종 등이 발생한다. 그 결과 성장지연, 면역력 부족, 빈혈, 학습능력 부족 등이 유발된다. 따라서 지속적인 성장과 새로운 조직의 생성이 필요한 어린이의 경우는 고급단백질의 섭취가 무엇보다 중요하다. 물론 노인들의 경우도 뇌의 연화, 치매현상, 뇌졸중을 막기 위해서는 고급단백질이 풍부한 돼지고기를 많이 섭취하는 것이 좋다.

특히, 노인의 경우에는 고급단백질의 섭취가 건강한 장수를 위해 절실히 필요하다. 중장년기를 넘어서 노년기에 들어서면 생체대사기능 및 면역성 등이 급격히 약화되기 때문이다. 이때에 고급단백질의 섭취가 부족하면 뇌가 급속히 노화되어 치매와 뇌졸중을 일으키기 쉽다. 또한 노인이 되면 저항력이 약해지기 때문에 질병에 걸릴 확률이 높고, 가벼운 감기 등에 의해서도 폐렴과 같은 노인병의 합병증이 유발되기 쉽다. 하지만 돼지고기의 단백질은 체내에서 대단히 효율이 좋게 활용되기 때문에 혈관을 튼튼하게 유지하여 동맥경화, 고혈압, 뇌졸중 등을 방지할 뿐만 아니라 각종 감염증에 대한 면역력도 강화한다.

그런데 현재 우리나라의 문제는 장년층으로 갈수록 돼지고기를 더 먹기는커녕 기름기가 많다는 이유로 더욱 꺼린다는 점이다. 그 이유는 미국식 영양학에 기초를 둔 채식주의자들의 일방적인 주장과 과장된 홍보에 영향을 받고 있기 때문이다. 즉, 지방이 많은 돼지고기를 많이 먹으면 비만해지고, 그 결과 각종 질병에 걸릴 확률이 높아진다는 걱정 때문에 돼지고기 먹기를 꺼리는 것이다. 하지만 이것은 마츠자키 교수의 말대로 우리보다 고기를 3~4배나 많이 먹는 미국 사람들 또는 유럽 사람들이나 해야 하는 걱정이다.

우리나라 노인들의 사망률 1위는 중풍으로 알려진 뇌졸중 또는 뇌출혈 등과 같은 뇌혈관 질환이다. 그런데 우리나라 노인들의 뇌혈관 질환은 미국사람들처럼 혈관벽에 콜레스테롤이 침착하여 혈류의 흐름을 막아 발생하는 것이 아니다. 우리나라 노인들의 경우는 고급단백질의 섭취부족으로 체내에서 원활한 단백질의 합성이 이루어지지 않은 결과, 뇌혈관 벽을 이루고 있는 세포가 노화하여 탄력성을 잃거나 그 세포들의 원활한 교체가 이루어지지 않아 발생한다. 따라서 우리나라 노인들의 경우는 면역력 증진과 노화의 방지를 위해 돼지고기와 같은 고급단백질의 섭취가 더욱 필요함에도 불구하고, 돼지고기에 대한 그릇된 정보로 인해 섭취를 꺼리니 안타까울 따름이다.

필로가 조사한 바로는 장수한 사람들 중에 채식주의자는 단한 명도 없었다. 세계적으로 장수하는 사람들은 하나같이 고기, 우유, 생선, 밥, 야채, 과일 등 모두 고루고루 먹고, 욕심부리지 않고 많이 웃고 산 것이 장수의 비결이라고 말한다. 필로의 주변에도 건강하게 장수하고 계시는 어르신이 한 분 계신데, 경상대학교 축산학과의 이정규 교수의 아버님이 바로 그 분이다. 산청에 살고 계시는 이 어르신은 연세가 91세이신데, 얼마 전 80대의 동생들 4분과 함께 해가 뜰 때 출발하여 지리산의 최고봉인 천왕봉까지 올라갔다가 해질녘에 집에 도착하였다고 한다. 아마도 비공식적으로 천왕봉에 오른 최고령자일 것으로 생각되는데, 이정규 교수의 말이 평소 아버님이 육식을 좋아하시고, 특히 돼지고기를 즐겨하신 것이 건강한 체력을 유지하시는 비결이라고 한다.

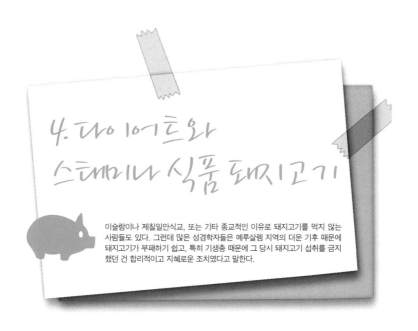

이슬람이나 제칠일안식교, 또는 기타 종교적인 이유로 돼지고기를 먹지 않는 사람들도 있다. 그런데 많은 성경학자들은 예루살렘 지역의 더운 기후 때문에 돼지고기가 부패하기 쉽고, 특히 기생충 때문에 그 당시 돼지고기 섭취를 금지했던 건 합리적이고 지혜로운 조치였다고 말한다.

채식이나 자연식을 주장하는 사람들이 돼지고기를 먹으면 안 된다고 하는 이유에는 여러 가지가 있다. 그런 사람들은 '인간은 원래 채식동물'이라는 과학적으로 검증되지도 않고 될 수도 없는 주장을 마치 진실처럼 말하는가 하면, 불교의 승려들의 평균수명이 긴 것도 그들의 채식관습 때문이라고 주장한다. 그러나 육식을 금하고 채식을 하는 승려들이 장수한다는 것은 사실이 아니다. 승려들 중 장수한 고승들이 세상에 알려져서 그렇지, 실제 승려들의 무덤에 가서 묘비를 보면 그들이 장수하는 집단이 아니라는 사실은 쉽게 알 수 있다. 즉, 세상에 알려진 고승은 장수하는 사람들 중 나왔던 것이 보편적 사실이다.

이슬람이나 제칠일안식교, 또는 기타 종교적인 이유로 돼지고기를 먹지 않는 사람들도 있다. 그런데 많은 성경학자들은 예루살렘 지역의 더운 기후 때문에 돼지고기가 부패하기 쉽고, 특히 기생충 때문에 그 당시 돼지고기 섭취를 금지했던 건 합리적이고 지혜로운 조치였다고 말한다. 우리나라도 "여름철에 돼지고기는 잘 먹어야 본전"이라는 말이 있었다. 하지만 요즘 같이 집집마다 냉장고가 있는 상황에서는 문제가 되지 않는다. 즉, 현대적 위생시설에서 돼지가 도축, 가공될 뿐만 아니라 철저한 냉장유통시스템으로 돼지고기가 유통되는 요즘에는 여름철이라도 부패나 선모충과 같은 기생충을 걱정하지 않아도 된다. 돼지고기를 날로 먹지 않는 한 전혀 문제될 것이 없다는 말이다.

사실 선모충은 더운 기후에서만 자라는 기생충이 아니고 모든 기후에 고루 분포하는 기생충이다. 오히려 예루살렘이 있는 팔레스타인 지역과 같이 더운 지역보다는 유럽이나 북아메리카와 같이 추운 지역에 더 많이 분포한다. 따라서 기생충 때문에 고대 유대인들이 돼지고기를 금했다는 것은 설득력이 조금 떨어진다. 실제로 고대 팔레스타인 지역의 유적지를 발굴해 보면 쓰레기더미에서 돼지뼈가 나오는데, 오직 유대인 정착지에서만 돼지뼈가 발견되지 않는다. 즉, 구약성경에 나오는 유대인들이 돼지고기를 금한 건 어떤 합리적인 이유가 있어서라기보다는,

단순한 종교적인 이유라는 것이 더 설득력이 있어 보인다.

필로는 모든 종교적 관습들을 비합리적이라고 말할 필요도 없지만, 그렇다고 모든 종교적인 관습에서 합리적인 이유를 찾을 필요도 없다고 생각한다. 따라서 어떤 종교적 이유, 즉 돼지의 더러운 습성이나 잡식성이 불결한 짐승이라는 이미지를 가져왔다거나, 갈라진 발굽이 악마를 연상시켰다거나, 돼지를 잡을 때의 비명이나 혹은 불에 그슬린 돼지고기의 냄새나 형상이 인육을 연상시킨다는 등의 이유로 돼지고기를 금한 것에 큰 의미를 두고 싶지 않다. 사람들이 그런 종교적 관습에서 합리적 의미를 찾으려고 하니, 돼지고기는 지방이 많아 비만의 원인이 되고 콜레스테롤이 많아 순환기질환의 원인이라는 결론이 도출될 수밖에 없었을 것이다. 그래서 종교적 믿음은 참으로 무서운 것이다.

그런데 정말 무서운 것은 그런 믿음을 가진 사람들이 자신들의 신념을 다른 사람들에게 불어 넣기 위해 다양한 활동을 펼친다는 사실이다. 예를 들어 세계적으로 유명한 다큐멘터리 잡지인 '내셔널 지오그래픽'은 2005년 11월호에 제칠일안식교인들의 집성촌인 미국 캘리포니아의 '로마린다'라는 마을을 일본의 '오키나와'와 이탈리아의 '사르디니아'와 함께 세계 3대 장수촌으로 선정하며, 그들의 채식관습과 술, 담배를 멀리하는 절제된 생활이 장수의 원인일 것이라 추정했다. 보통 과도한 육류를 섭취하고 있는 많은 미국인들은 이런 자료를 접하면, 정말 채식이 건강식이고 장수에 도움이 된다고 믿게 된다. 하지만 그들이 간과하거나 또는 간과하고 싶은 것은 육류소비량이 그들의 절반에도 못 미치는 일본의 오키나와의 경우, 장수의 첫 번째 원인으로 꼽는 것이 돼지고기의 다량섭취(그들의 기준으로 보면 이것도 평균치 정도밖에 안 되겠지만)라는 점이다. 즉, 로마린다의 경우 장수의 첫 번째 원인이 채식이라기보다는 술과 담배를 멀리하는 절제된 생활이라는 것이 필로의 생각이다.

2003년 10월에 서울에서 열린 '노화와 장수'라는 주제의 제23회 국제학술심포지엄에서는 우리나라 장수자의 42.2%, 일본 장수자의 39.3%가 술을 즐겨 마신다는 보고가 있었다. 또한 TV나 신문에서 90세 이상 된 노인이 담배를 즐겨 피우는 장면이 보도되기도 했다. 필로는 세계 최고령자 중 한 사람인 미국의 크리스챤 모르텐슨 옹이 기자가 장수의 비결을 묻자 연신 담배를 피워대며 "비결? 별거 없어"라고 대답했다는 외신보도를 보고 충격에 빠진 적이 있다. 그는 평소 닭고기와 생선을 즐겨 먹는다는데, 그럼 닭고기와 생선을 즐겨 먹으면 담배를 피워도 건강하게 장수할 수 있다는 말인가?

대부분의 의사나 영양학자와 같은 전문가들은 염분의 섭취를 줄이고 육식을 피하며, 술과 담배를 멀리하는 것이 장수를 위한 필수사항처럼 말한다. 하지만 미국고혈압학회 회장 마이클 올더먼 박사는 염분 섭취량이 많을수록 오래 산다는 조사결과를 발표하였다.[6] 육식과 관련해서도 많은 사람들이 채식위주의 식생활이 장수의 보증수표처럼 주장하지만 중앙아시아의 장수촌 사람들은 육식위주의 식생활을 하고 있다.

따라서 필로는 식습관과 관련하여 현재 우리가 접하고 있는 정보들을 무조건 맹신하여서는 안 된다고 믿는다. 식습관과 관련한 극단적인 주장은 다양한 언론매체들을 통해 넘쳐나며, 그 주장들은 하나같이 그럴 듯하게 포장되어 있다. 그 대표적인 것이 극렬 채식주의자들의 일방적인 주장들이다. 어떻게 완전 채식을 하면서 신체의 건강을 유지할 수 있으며, 어떻게 돼지고기가 비만을 부르는 대표적인 식품이라는 말인가?

🐖 🐖 🐖

돼지고기에 대한 가장 대표적인 편견은 돼지고기가 비만을 부르는 육류라는 주장이다. 이것은 현대인들의 모든 성인병의 원인이 마치 비만으로부터 시작된다고 알려져 있기 때문에, 돼

---

6) 1987년 3월 영국의 의학전문지 랜싯(Lancet)에 미국 뉴욕의 알베르트 아인슈타인 의과대학 역학과장이자 미국고혈압학회 회장인 마이클 올더먼 박사는 염분섭취량이 많을수록 오래 산다는 논문을 발표하였다. 그는 1만1천3백46명의 미국인을 대상으로 염분섭취와 사망률의 관계를 조사 분석한 결과, 하루 염분 섭취량이 1,000mg씩 늘수록 사망률이 10%씩 줄어드는 것으로 나타났다고 발표했다. 이 같은 결과는 짜게 먹어야 오래 산다는 것을 의미한다.

지고기 입장에서는 꼭 해결하고 가야 할 가장 잘못된 오해이다. 그런 점에서 최근 대중들에게 최고의 인기를 얻고 있는 '한영'이라는 가수의 다이어트 비법이 돼지고기의 섭취라는 사실은 매우 중요한 의미를 가지고 있다.

대한민국이 인정한 S라인 가수 한영은 키가 178cm로 군살하나 없는 늘씬한 몸매로 대중들의 사랑을 받고 있다. 롱다리 가수로도 유명한 그녀는 평소 돼지고기를 즐겨먹는다는데, 그녀는 몸매를 만드는 다이어트 식품 중 최고가 바로 돼지고기라고 말한다. 일반적으로 소위 '몸짱'을 만드는 다이어트에는 닭고기 가슴살이 좋다고 알려져 있는데, 그녀는 닭고기 가슴살 대신 돼지고기 등심살이나 앞다리살을 먹는다고 한다. 즉, 저지방 돼지고기 부위를 간장으로 졸인 것에 방울토마토와 참외로 만든 샐러드가 그녀의 다이어트 비법이라는 말이다.

필로는 그녀의 다이어트 식단이 참 지혜롭고 현명하다고 생각한다. 보통 돼지고기라고 하면 사람들은 삼겹살을 떠올려 지방이 많다고 생각하는데, 사실 삼겹살은 생체중 110kg 돼지 한 마리에서 고작 10.2kg(생산율 12.3%) 정도밖에 생산되지 않는다.[7] 돼지고기는 거의 대부분이 저지방 고단백질인 부위라

---

7) 국립축산과학원의 시험결과(2010년 1월 18일, 축산과학원 홈페이지), 생체중 106~115kg 돼지의 평균 부분육 생산량은 삼겹살 10.22kg, 목심 5.08kg, 갈비 3.42kg, 등심 7.00kg, 안심 1.15kg, 앞다리 10.56kg, 뒷다리 16.78kg이다.

는 말이다. 특히 등심, 안심, 앞다리, 뒷다리 같은 부위는 삼겹살에 비해 저칼로리 고단백질인 단백질 덩어리라고 해도 과언이 아니다.[8] 이런 부위들은 아무리 많이 먹어도 정말 살찌기 힘든 돼지고기라 할 수 있다.

일반적으로 다이어트나 몸짱을 만들 때 섭취해야 할 필수 영양소로는 오메가 3 지방산, 아미노산, 비타민 B와 C군 및 미네랄 등을 꼽는다. 그런데 흔히 저열량 다이어트를 할 때 범하기 쉬운 오류가 칼로리를 너무 제한하는 점이다. 이렇게 몸에 필수적으로 꼭 필요한 영양분을 제대로 공급해주지 않으면, 오히려 다이어트에 도움이 되기는커녕 더 살이 찌는 체질로 변할 수 있다. 다이어트는 적당한 영양을 공급해주면서 해야 성공할 수 있다는 말이다. 만약 우리 몸에 영양공급을 제한하기만 하면 단백질 합성이 억제되기 때문에 근육량과 기초대사량이 현저히 감소되어 큰 문제를 야기할 수 있다.

최근 '다이어트'라는 신곡으로 활발한 활동을 하고 있는 가수 한영은 절대로 굶는 다이어트는 하지 않았다고 한다. 필로는 그

---

8) 필로는 돼지등심 수천 개를 분석하고 연구하여 박사학위를 받았는데, 돼지등심의 지방함량은 평균 1~3% 정도였다. 그런데 한국에서 발표되는 영양학 논문 중 돼지등심의 지방함량이 8% 이상이라는 보고도 많다. 이는 가식부위인 근내지방 외에 비가식부위인 근간지방이나 체외지방까지를 포함하여 분석한 것으로 보인다. 즉, 소분할육인 등심살을 분석한 것이 아니라 대분할육인 등심 부위를 통째로 분석한 것이다. 그래서 이런 보고를 보면 근간지방이 많은 뒷다리나 앞다리 부위의 지방함량이 15%까지 올라간다. 이 같은 연구결과는 소비자들에게 돼지고기 등심, 안심, 앞다리, 뒷다리 부위가 저지방이 아니라 고지방이라는 오해를 불러일으킬 수 있다.

녀의 이런 말이 아마도 사실일 것이라 추정한다. 그것은 그녀의 178cm인 키를 보면 짐작할 수 있다. 한참 성장기에도 그녀는 돼지고기를 즐겨먹었다고 하는데, 최근 축산과학원의 장애라 박사의 연구에 의하면 성장기 어린이들에게 있어 돼지고기의 섭취는 뼈대의 성장과 발달에 큰 효과가 있다고 한다. 이에 대한 과학적인 고찰은 뒤에 7장에서 자세히 설명하도록 하겠다.

가수 한영은 롱다리의 늘씬한 몸매뿐만 아니라 깨끗하고 탄력성 있는 피부 때문에 많은 여성들로부터 부러움의 대상이 되고 있다. 물론 그녀의 탄력 있는 피부 또한 돼지고기의 섭취와 밀접한 관련이 있다. 돼지고기는 충분한 비타민 B가 포함되어 있어 세포의 생성과 성장을 도우며, 신진대사를 촉진하기 때문이다. 특히 돼지족발이나 껍데기에 많이 있는 콜라겐 성분은 피부가 탄력을 잃지 않고 탱탱함을 유지하는데 많은 도움을 준다. 콜라겐은 피부의 탄력성을 유지해주는 결합조직단백질로서 돼지고기를 통해 섭취하면 몸에서 비교적 흡수가 잘 되어 효과가 좋다.

채식주의자들은 돼지고기가 동물성 포화지방이 많고 칼로리가 높다는 것을 살찌는 주요 원인으로 지목하지만, 이는 하나만 알고 둘은 모르는 사실이다. 이 같은 주장은 삼겹살을 기준으로 보면 틀린 말이 아니지만, 앞에서 설명한 바와 같이 돼지 한 마리를 기준으로 삼겹살이 차지하는 비율은 12.3% 정도 밖에 안 된다. 즉, 돼지고기는 삼겹살을 제외하면 거의 대부분이 저지방 고단백질 식품이기 때문에 돼지고기를 칼로리가 높은 식품이라고 하는 것은 다소 적절하지 않다. 게다가 삼겹살의 경우도 불포화지방산이 포화지방산에 비해 6:4 정도의 비율로 높고, 조리를 위해 삶거나 구울 때 많은 양의 지방이 밖으로 흘러나오기 때문에 실제 섭취하는 지방의 양은 생각처럼 그리 엄청나게 많은 것은 아니다. 삼겹살에 열을 가하면 녹는점이 낮은 지방은 빠져 나오지만 단백질은 그대로 남기 때문이다.

그렇다고 삼겹살을 지나치게 많이 먹어도 살이 찌지 않는다는 말은 아니다. 어떻게 조리를 하더라도 삼겹살은 여전히 지방함량이 많아 칼로리가 높은 편이기 때문에 지나치게 많이 섭취하면 살이 찔 수밖에 없다. 그런데 이것은 채식주의자들이 좋다고 말하는 식물성지방도 마찬가지다. 식물성기름에 튀기거나 볶은 음식도 지나치게 많이 먹으면 살이 찔 수밖에 없다. 즉, 어떤 형태의 지방이든지 지나치게 많이 먹으면 살찌는 것을 피할 수는 없는 것이다. 상식적으로 식물성기름이 정말 몸에 좋다고 하더라도 튀김을 매일 먹으면 살이 찌고, 결국 혈관도 이에 따라 상할 수밖에 없는 것이 당연한 이치이다. 그러니 삼겹살이나 식물성기름에 튀긴 음식이나 모두 과다하지 않게 적절히 섭취하는 것이 좋을 것이다.

우리나라 직장인들의 회식이나 가족들과의 외식에서 빠질 수 없는 것이 바로 저렴하면서도 맛이 있는 돼지고기이다. 삼겹살, 돼지갈비, 돼지족발과 같은 돼지고기를 너무 자주 먹으면서 살을 빼겠다고 하는 것은 무리가 있어 보인다. 하지만 그렇다고 종종 갖는 회식이나 외식 자리에서 돼지고기를 먹었다고 해서 살이 찐다거나 또는 살을 빼기 힘들다고 생각하는 것은 매우 잘못된 오해이다. 모든 음식이 다 그렇지만 지나치게 과식만 하지 않는다면 돼지고기 역시 적당량 섭취해주는 것이 다이어트에 더 도움이 되기 때문이다. 그러니 회식이나 외식을 할 때, 돼지고기는 각종 야채와 함께 양껏 먹는 대신에 밥의 양을 줄이고, 지나친 음주와 후식을 자제하는 것이 지혜로운 다이어트법이 될 것이다.

🐷 🐷 🐷

필로는 돼지고기를 먹는 것이 개인적인 건강을 위해서도 필요하지만 나라를 강하게 만들기 위해서도 꼭 필요하다고 생각한다. 역사에도 식문화에 따라 한 민족의 문화가 발달하고, 그 결과 다른 민족을 지배하거나 또는 지배당한 기록이 많다. 즉, 풍부한 식량자원의 유무에 따라 강한 국가를 유지하거나 약소국으로 전락되기도 하였다. 고기를 풍족히 먹었던 국가의 국민은 건강하게 장수하고 강대국의 국민으로서 행복한 삶을 누렸지만, 고기의 섭취가 부족한 국가의 국민은 질병에 시달리고 단명하며 다른 국가들로부터 시달림을 받기도 하였다. 우리 민족의 경우도 사냥을 통해 고기를 충분히 섭취하였던 고조선, 고구려, 발해는 광활한 대륙을 질주하면서 주변국과 당당히 맞섰던 역사가 있다. 하지만 농경사회로 변화하면서 육식이 줄어들었고, 그 결과 점차 국력이 약해져 때만 되면 외세의 침략에 시달리게 되었다.

우리는 세계사에서 가장 넓은 영토를 차지하였던 징기스칸의 성공요인을 기억할 필요가 있다. 유목민족인 몽골은 군사보다 많은 말을 이끌고 아시아를 넘어 유럽대륙까지 달려 나갔다. 적들의 예상보다 항상 빨랐던 그들의 기동력은 풍부한 동물성 단백질의 섭취에 기인한 월등한 체력에 있었다. 이런 점은 현대에도 변함없이 적용된다. 1988년 서울올림픽 전만 하더라도 우리나라는 각종 국가대항 경기에서 체력의 열세 때문에 좋은 성적을 올리지 못했다. 특히 축구시합에서는 항상 후반전에 육류 섭취량이 풍족한 나라의 선수들에 비해 체력이 뒤떨어져 모든 국민들을 안타깝게 만들었다. 그 당시 가장 많이 들었던 소리가 체력의 열세를 정신력으로 극복해야 한다는 것이었다. 하지만 오늘날 육류의 섭취량이 어느 정도 많아진 우리나라는 이제 더이상 체력적으로는 문제가 없다는 것을 우리 모두가 잘 알고 있다.

돼지고기는 시대를 막론하고 서민들에게 영양을 공급해 준 일등 공신이었다. 돼지고기는 각종 영양소가 고루 들어 있으며, 육류 중 우리가 가장 쉽게 먹을 수 있는 서민들의 영양식품이었다. 돼지고기는 피로회복에 좋은 식품으로 비타민 B1을 소고기보다 약 6~10배 정도나 많이 함유하고 있다. 비타민 B1은 혈관속 중금속을 몸 밖으로 배출시키는 역할과 탄수화물을 에너지로 바꾸어 신경과 근육이 제 기능을 하도록 돕는다. 만약 비타민 B1이 부족하면 뇌세포나 신경세포가 원활하게 작동하지 않아서 기억력 상실, 집중력 저하, 어깨 결림 등이 나타날 수 있으므로 자주 돼지고기를 먹어두는 것이 건강을 지키는데 도움이 된다.

또한 돼지고기에는 아라키돈산, 리놀산 같은 불포화지방산이 쇠고기의 2~6배 들어 있다. 불포화지방산은 혈관 안에 콜레스테롤이 쌓이지 않게 도와주는 동시에 혈액순환을 왕성하게 한다. 돼지고기를 즐겨먹는 중국인에게 고혈압 환자가 적은 것이 바로 이 때문이다. 참고로 지난해 남자의 평균수명에 있어 일본을 제치고 세계최고의 장수국으로 등극한 홍콩의 경우, USDA의 자료에 의하면 1인당 연간 육류소비량이 약 140kg 정도였다. 물론 홍콩인들은 육류 중에서도 돼지고기를 압도적으로 많이 먹어 연간 약 69kg을 먹는다.

결정적으로 돼지고기를 먹으면 체력이 증진된다. 즉, 돼지고기에 함유되어 있는 지방은 내분비 기능을 강화시키고 세포 하나하나를 싱싱하게 한다. 그런 점에서 돼지고기는 스태미나(stamina) 식품이라 할 수 있다. 스태미나란 육체적인 활동을 장시간 높은 수준에서 유지하는 것으로 영양소 중 가장 중요한 것은 지방이다. 같은 에너지원으로 탄수화물은 순발력의 근원이지만 장시간 유지시키는 것에는 유용하지 않다. 활동이 장시간 유지된다는 것은 세포가 활발하게 움직이고 있는 것으로 내분비 기능, 특히 갑상선 기능이 어느 정도 높아야 하기 때문에 충분한 지방의 공급이 있어야 한다.

스태미나, 즉 육체적인 활동력이 높은 수준에서 장시간 유지되기 위해서는 몸 안의 열이 유지되어야 하는데, 돼지고기의 단백질은 인체 내의 열 창출 능력이 3대 영양소 중에서 가장 우수하며, 당질과 지질의 3배 정도나 된다. 그래서 돼지고기와 같은 고단백질 식품을 섭취하면 활동능력의 원천인 몸의 열이 자연스럽게 발생하여 스태미나의 보완과 유지가 이루어지게 된다. 이 말을 쉽게 말하자면, 어떤 운동선수가 밥과 된장국만 먹는다면 결코 좋은 성적을 낼 수 없다는 말이다.

'마른 장작이 화력이 좋다'는 말이 있다. 이것은 남자의 체격과 정력을 빗댄 말인데, 생물학적으로 보면 그리 옳은 말이 아니다. 채식위주의 식생활로 체격이 마른 장작처럼 되면 탄수화물을 주요 에너지원으로 사용하기 때문에 첫 화력은 좋지만 오래 가지 못하기 때문이다. 정력이 약하다는 소리다. 그러나 일 반인들도 돼지고기를 충분히 섭취하면 '산소탱크'라 불리는 박 지성 선수처럼 지칠 줄 모르는 스태미나를 가질 수 있다는 것이 필로의 생각이다. 돼지고기가 정력에 좋은 과학적인 고찰은 뒤 에 8장에 자세히 설명되어 있다.

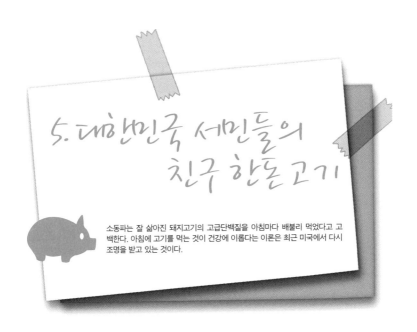

5. 대한민국 서민들의
친구 한돈 고기

소동파는 잘 삶아진 돼지고기의 고급단백질을 아침마다 배불리 먹었다고 고백한다. 아침에 고기를 먹는 것이 건강에 이롭다는 이론은 최근 미국에서 다시 조명을 받고 있는 것이다.

중국 북송시대의 시인이자 정치가였던 소동파는 다음과 같은 돼지고기예찬 시(詩)를 썼다.

황주의 돼지고기는 맛이 좋다.
값은 진흙처럼 싸다.
돈 있는 사람은 거들떠보지 않고
가난한 사람은 요리법을 모른다.
적은 물에 담근 돼지고기 약한 불로 충분히 삶으니
그 맛 비길 데 없어 아침마다 배불리 먹는다.
네 어찌 이 맛을 알소냐!

소동파가 이 시를 쓸 당시 그는 큰 어려움을 겪고 있었다. 소동파는 새롭게 왕에 등극한 신종(神宗)이 신법(新法)을 시행하자 이에 대해 비판적이었다. 그는 신법으로 인해 고생하는 농민들의 생활상을 시로써 묘사하다가, 조정의 정치를 비방하는 내용의 시를 썼다는 죄목으로 체포되어 재판을 받았다. 그러나 다행히 사형을 면한 그는 100일간의 옥살이를 마치고 황주(黃州)로 좌천되어 유형(流刑)의 시간을 보냈다.

황주에서의 그의 생활은 매우 비참했다. 그의 부인은 양잠을 했고, 그는 본래 병영이었던 땅을 빌려 농사를 지었다. 그는 이 땅을 동파(동쪽 언덕)라 이름짓고 스스로를 동파거사라고 칭했다. 이때부터 사람들은 그를 소동파라고 불렀다. 역사적인 예술작품들이 대부분 작가가 극도로 어려울 때 탄생했던 것처럼, 소동파를 대표하는 그 유명한 적벽부(赤壁賦)도 이 당시에 지어졌다. 그런데 위의 돼지고기예찬 시에서 알 수 있는 바와 같이, 힘든 서민 생활을 하던 소동파에게 있어 돼지고기는 삶의 위안과 즐거움을 주는 식품이었다.

필로는 소동파의 돼지고기예찬 시에서 몇 가지 중요한 사실들을 발견했다. 먼저 황주의 돼지고기는 맛이 좋아 소동파의 사랑을 듬뿍 받은 것 같다. 소동파에게 황주의 돼지고기가 맛이 좋았던 이유는 2가지로 생각된다. 첫째, 소동파는 황주에 살고 있었기 때문에 황주의 돼지고기가 맛이 있었다. 이것은 한국인의 입맛에는 한국산 돼지고기, 즉 한돈고기가 맛있는 것과 같은 이치이다. 보통 어떤 지역의 환경에서 생산된 돼지고기는 그 지역에 적응된 체질을 가진 사람에게 맛있게 느껴지는 법이다. 둘째, 가난했던 소동파는 동물성지방과 단백질의 섭취가 부족했기 때문에 돼지고기가 더욱 맛이 있었다. 가난해서 채식위주의 식사를 할 수밖에 없었을 것으로 추정되는 소동파에게 있어 동물성지방과 단백질 함량이 풍부한 돼지고기는 그 어떤 식품보다 맛이 있었을 것이다. 즉, 사람은 몸에서 필요로 하는 성분이 풍부하게 들어 있는 식품에 항상 입맛이 당기는 법이다.

한편, 돼지고기가 다른 육류에 비해 저렴한 것은 예나 지금이나 변함이 없는 것 같다. 가난한 서민이었던 소동파는 그렇게 맛있는 황주의 돼지고기가 진흙처럼 값이 싸서 더욱 좋아했음이 틀림없다. 현재 우리나라도 돼지고기는 소고기에 비해 그 가격이 매우 저렴하기 때문에 서민들로부터 많은 사랑을 받고 있다. 이런 점에서 돼지고기는 서민들에게 동물성지방이나 단백질을 공급해 온 귀중한 식품이라고 할 수 있다. 우리나라의 육류소비량을 살펴보면, 1인당 1년에 섭취하는 육류의 총량은 약 37kg 정도로, 그 중 절반인 약 19kg 정도를 돼지고기가 차지하고 있다. 그리고 나머지 절반은 소고기와 닭고기가 각각 비슷한 정도로 양분한다. 이 같은 자료는 돼지고기야말로 우리나라 서민들이 가장 선호하는 육류라는 것을 의미한다.

소동파는 부자들은 그들의 속성상 돼지고기가 값싸다는 이유로 거들떠보지도 않고, 또 가난한 사람들은 돼지고기를 요리할 줄 몰라 그 맛의 진수를 즐기지 못함을 안타깝게 느꼈다. 그는 돼지고기를 어떻게 요리해서 먹는 것이 건강에 좋은지 잘 알고 있었던 것으로 보인다. 오키나와 노인들이 돼지고기를 먹는 방식과 같이, 적은 물에 약한 불로 충분히 삶아, 즉 기름기를 충분히 뺀 다음 풍부한 돼지고기의 단백질을 즐길 줄 알았다. 이렇게 돼지고기를 물에 충분히 삶으면 구수한 단백질 사이에 약간의 고소한 지방만이 남아 감칠맛이 이루 말할 수 없다.

소동파는 잘 삶아진 돼지고기의 고급단백질을 아침마다 배불리 먹었다고 고백한다. 아침에 고기를 먹는 것이 건강에 이롭다는 이론은 최근 미국에서 다시 조명을 받고 있는 것이다. 이에 대해서는 12장에서 자세히 설명하겠지만, 간단히 말해서 아침식사를 저지방 고탄수화물 식단(밥과 된장국 또는 시리얼)으로 하는 것보다 고지방 저탄수화물 식단(고기, 햄, 소시지, 베이컨, 계란 등)으로 하는 것이 건강에 이롭다는 사실이다. 그런 점에서 보면 소동파가 아침마다 삶은 돼지고기를 배불리 먹으면서 "네 어찌 이 맛을 알소냐!"라고 세상을 훈계하는 대목은 어쩌면 오늘날의 채식주의자들에게 하는 말같이 느껴져 통쾌하기까지 하다.

우리나라도 옛날부터 집안에 대소사가 있는 날에는 어김없이 돼지고기를 먹었다. 결혼식이나 장례식에 참석한 하객들에게 돼지고기는 최고의 접대음식이었다. 그런 날에 돼지고기가 없다는 것은 앙꼬 없는 찐빵과 같았다. 돼지고기는 제사나 고사를 지낼 때는 주인공이었는데, 삶은 돼지머리를 상 앞에 차려두고 사람들은 복을 빌었다. 이러한 풍속은 첨단과학의 시대인 요즘에도 계속 이어지고 있다. 그만큼 돼지고기는 우리나라 서민들의 삶에 있어 복의 근원으로 여겨졌다. 돼지고기는 서민들에게 영양뿐만 아니라 복을 주는 음식이었다.

서민들의 삶과 함께하며 사랑을 받던 돼지고기는 6.25 한국전쟁 때 그 빛을 발했다. 갑작스레 맨몸으로 부산까지 피난을 내려온 사람들은 헐벗고 굶주렸으며, 한 끼의 식사를 위해 하루종일 고생을 해야만 했다. 그렇게 고달픈 생활을 하던 피난민들에게 있어 한 그릇의 돼지국밥은 최고의 영양식이었으며 하루의 피곤을 풀어주는 최고의 피로회복제였다. 돼지를 뼈째 푹 삶은 국물에 밥과 함께 씹히는 각종 돼지고기 부위들은 피난민들에게 삶의 위로와 희망을 주었다. 당시 그렇게 시작되었던 부산 돼지국밥집은 지금도 많은 사람들의 사랑을 받으며 서민들과 함께하고 있다.

부산의 피난민들이 돼지국밥 한 그릇으로 하루를 든든히 버틸 수 있었던 것은 돼지고기의 풍부하고 영양가 높은 단백질 때문으로 생각된다. 돼지고기의 근원섬유단백질은 밥이나 된장국에 들어 있는 단백질과는 비교도 할 수 없을 정도로 그 영양성이 우수하다. 필수아미노산 조성이 비교할 수 없을 정도로 월등히 좋다는 말이다. 뿐만 아니라 돼지의 뼈나 내장 및 껍질에서 우러나온 결합조직단백질들도 굶주린 피난민들에게 좋은 영양 공급원이었다. 또한 돼지고기에만 풍부히 존재하는 비타민 B1은 피곤하고 지친 피난민들의 피로를 말끔히 해소시켜 주었다.

그렇다고 돼지고기를 꼭 서민들만 먹었던 것은 아니다. 그 유명한 드라마 '대장금'에서 방송되었던 것처럼 궁중의 임금님도 돼지고기 요리를 좋아했다. 돼지고기가 주재료인 연저육찜이나 솔잎찜 등은 명가음식으로 인기가 좋았다. 수랏상에도 자주 올랐던 돼지고기 요리는 궁중에서 벌어지던 잔칫날에 인기가 높았던 요리 중 하나였다. 맥적이나 편육전유화 또는 저육장방탕 같은 요리는 돼지고기가 가지고 있는 고유의 맛을 잘 살린 요리로 요즘에도 궁중요리를 소개할 때 자주 등장한다.

이처럼 서민이나 임금님이나 모두가 좋아했던 돼지고기는 최근 중고등학교 단체급식에서도 인기가 아주 좋다. 돼지고기의 높은 소화이용률이 학교의 단체급식을 책임지고 있는 영양사들에 어필하고 있는 것이다. 장시간 책상에 앉아 공부를 해야 하는 청소년 학생들에게 있어 소화가 잘 되면서도 영양성이 풍부한 돼지고기야말로 최고의 식재료라는 것이 영양사들의 말이다. 무엇보다 돼지고기는 맛이 있고 푸짐해서 거의 모든 학생들이 좋아한다는데, 비타민 B가 풍부해서 집중력 향상에 도움을 줄 뿐만 아니라 체성장에도 크게 기여한다. 특히 돼지고기는 뼈대성장과 빈혈에 좋아 여학생들에게 더할 나위 없이 좋은 음식이다.

우리나라 돼지고기는 봄날 황사철이 되면 더욱 인기가 높아진다. 매년 봄마다 중국에서 기습적으로 날아오는 먼지바람 속에 납과 카드뮴 같은 몸에 좋지 않은 중금속 성분들이 많이 포함되어 있는데, 돼지고기를 먹으면 그런 것들이 씻겨나가는 느낌이 들기 때문이다. 그래서 황사철만 되면 돼지고기의 판매량이 2~3배씩 급증하고, 집집마다 삼겹살을 굽는 맛있는 냄새가 진동을 한다. 그런데 많은 전문가들도 돼지고기가 황사에 포함된 납과 카드뮴 등 중금속 해독작용이 있다는 사실을 대체적으로 인정하고 있다.

이삼십 년 전만 해도 탄광에서 일하는 광부들에게 있어 돼지고기는 필수식품이었다. 하루 종일 시커먼 탄재가 가득한 탄광에서 일을 마치고 돌아온 광부들은 비계가 적당히 붙어 있는 돼지고기를 먹어야만 비로소 깔깔해진 목이 부드럽게 풀렸기 때문이다. 미용실이나 의류 공장처럼 미세먼지가 많은 환경에서 일하는 사람들도 회식이 있을 때마다 돼지고기를 주로 먹었다. 일하는 동안 몸에 쌓인 오염 물질이 돼지고기를 먹으면 밖으로 배출된다는 것이 당시 민간요법이었다. 그런데 최근 이것이 민간요법을 넘어 실제 효과가 있음이 과학적으로 밝혀졌다.

2007년 한국식품연구원의 한찬규 박사 연구팀은 치과기공소, 엔진부품공장, 피혁가공공장의 작업장에서 일하는 근로자 58명을 대상으로 한 연구결과를 발표하였다.[9] 실험에 참가한 공장 근로자들에게 6주 동안 2~3회, 100g~150g의 돼지고기를 섭취토록 한 후, 체내에 잔류하는 납과 카드뮴의 농도를 조사한 결과였다. 연구결과는 놀랍게도 돼지고기 섭취 전에 비해 공장근로자들의 체내에 잔류하는 납의 농도는 약 2%, 폐에 나쁜 영향을 미치는 카드뮴의 농도는 무려 9% 가량 각각 감소되었다는 내용이었다. 이는 돼지고기의 섭취가 체내 납과 카드뮴의 해소에 확실히 효과가 있다는 것을 의미한다.

한국식품연구원은 1999년에도 서울대학교 수의과대학과 공동으로 수행한 연구에서 돼지고기의 중금속 해독효과를 발표한 적이 있다. 당시 연구는 2년에 걸쳐 실시되었는데, 흰 쥐에 납과

---

9) 한찬규 박사팀은 이 연구결과를 2008년도 한국축산식품학회지(28: 91~98)에 '돼지고기가 공장근로자들의 신기능지표와 혈청 생화학치에 미치는 영향'이라는 논문제목으로 발표하였다. 이들은 시험대상자의 작업환경이 일반 근로자들에 비해 산업적인 오염노출의 위험도가 더 높다는 사실을 감안할 때, 일상식이와 함께 돼지고기의 추가적인 급여가 신기능지표 중 NAG활성도 저하와 혈중 카드뮴(Cd) 농도를 감소시킨다고 주장하였다.

카드뮴을 투입한 후 돼지고기를 먹여 그 경과를 살펴본 것이었다. 실험 결과, 지방이 적절하게 섞인 돼지고기를 먹은 쥐가 그렇지 않은 쥐보다 더 많은 중금속을 배출하는 것으로 나타났다. 한국식품연구원에서는 이후에도 계속된 연구를 통해 돼지고기의 급여가 납이나 카드뮴을 해독한다는 연구결과를 발표하였다.[10)][11)] 이후 많은 과학자들은 그들의 이런 연구결과들을 통해 돼지고기가 중금속 해소효과가 있음을 인정하기 시작했다.

인간의 몸은 중금속뿐만 아니라 공기 중에 떠다니는 미세 먼지와 탄산가스 등도 오랫동안 다량으로 체내에 들어오면 진폐증을 일으킨다. 그 결과 혈액 생성이 제대로 이루어지지 않거나 중추신경의 마비가 일어나는 등 심각한 질병이 유발될 수 있다. 그러나 앞의 연구결과를 볼 때, 돼지고기를 먹으면 체내 잔류하는 오염 물질이 어느 정도 해소되기 때문에 이런 질병의 예방에 도움이 될 것으로 생각된다.

돼지고기가 중금속 해소에 효과가 있다는 과학적 근거는 돼지고기 지방의 특성에 있다. 돼지고기의 지방은 포화지방산과 불포화지방산의 비율이 4:6으로 불포화지방산 함량이 더 높다.

---

10) 노정해, 한찬규(2007년 한국동물자원과학회지 49(3): 415~428). 돼지고기 급여가 납에 중독된 흰쥐의 해독과정에 미치는 영향.

11) 노정해, 한찬규, 성기승, 이남형(2005년 한국축산식품학회지 25(4): 373~382). 돼지고기 급여가 흰쥐의 체내에 중독된 카드뮴의 해독과정에 미치는 영향.

불포화지방산은 등푸른 생선이나 호두 등에 많이 들어 있는 지방으로 콜레스테롤 수치를 감소시켜 혈관을 깨끗하게 하는 효과가 있는 것으로 알려져 있다. 그런데 돼지고기의 지방은 고체에서 액체로 바뀌는 온도인 융점이 사람 체온보다 낮아 위장에서 녹아 흐르는 상태로 존재하며 흡착력이 좋은 특성을 가지고 있다. 따라서 돼지고기의 지방이 액체 상태로 장을 통과하면서 혈관 속에 있는 중금속을 흡착해서 몸 밖으로 배출시키는 것으로 생각된다. 또한 돼지고기의 지방은 폐에 쌓인 오염 물질을 중화시켜 주므로 평소 담배를 많이 피우는 사람도 돼지고기를 자주 섭취하는 것이 건강을 위해 여러 모로 좋을 것으로 생각된다.

🐷 🐷 🐷

우리나라 동의보감에도 돼지고기는 허약한 사람을 살찌게 하고, 성장기 어린이의 발육에 좋으며, 노인의 허약함을 개선하는 데 도움을 준다고 쓰여 있다. 그런데 21세기 대한민국은 영양공급이 과해지면서 기름기 많은 돼지고기는 웰빙에 어긋난다며 기피하는 사람들도 생기고 있다. 이에 대해 한영실 숙명여대 총장(한국음식연구원장)은 돼지고기에 콜레스테롤 성분이 많이 함유되어 있어 고혈압 등 성인병을 일으키는 것으로 알려져 있지만 이는 편견이라고 일축하면서, 돼지고기를 먹어야 하는 가장 중요한 이유는 돼지고기로만 섭취되는 영양성분 때문이라고 하였다. 2005년 보건복지부에서 발표한 한국인의 10대 부족 영양소 중 하나인 비타민 B12는 육류를 통해서만 섭취할 수 있는데, 돼지고기는 다른 육류에 비해 비타민 B군을 몇 배 이상 함유하고 있다.

특히 돼지고기는 피로회복 비타민이라고 하는 티아민(비타민 B1)을 독보적으로 많이 함유하고 있다. 비타민 B1은 체내에서 탄수화물(당질)이 에너지로 대사될 때 필요한 성분이다. 특히 뇌세포와 신경세포는 포도당만을 에너지원으로 삼기 때문에 비타민 B1이 필수적으로 필요하다. 그런데 돼지고기 100g당 비타민 B1은 0.72~0.96mg으로 다른 고기에 비해 10배 이상 많다. 성인이 하루에 필요로 하는 양은 1.1~1.3mg으로 부족하면 기억력 상실과 집중력 산만, 어깨결림 등을 일으키기 쉽다. 그러나 하루에 돼지고기를 100g 정도만 섭취해도 이런 문제들은 걱정하지 않아도 된다.

비타민은 쌀밥이 주식인 한국인에게 가장 부족하기 쉬운 영양소로, 돼지고기를 먹으면 보충하는 데 큰 도움이 된다. 비타민 B1은 쌀의 배아 부분에도 많이 포함되어 있어 현미를 먹던 시절에는 충분히 공급되었던 비타민이었으나, 현재에는 부족하기 쉬운 비타민이다. 상술한 바와 같이 비타민 B1은 탄수화물의 대사에 절대적으로 필요하다. 즉, 탄수화물이 에너지를 생산하는 과정에 많은 산소가 필요한데, 비타민 B1은 대사과정에서 산소를 데리고 가는 역할을 한다. 따라서 비타민 B1이 부족하면 귀중한 에너지원인 탄수화물을 섭취해도 에너지가 부족하게 되어 쉽게 피곤해지고 지구력이 떨어지는 증상이 나타나게 된다.

이처럼 당분의 대사에 관계하는 비타민 B1은 단음식이나 술을 좋아하거나 백미를 많이 먹는 사람에게 부족하기 쉽다. 또한 운동선수도 비타민 B1의 소모가 심하다. 운동을 하면 근육에 축적된 글리코겐(glycogen)이라는 당이 에너지로 바뀌는데, 이때에 비타민 B1은 촉매가 된다. 비타민 B1의 부족은 글리코겐의 불완전 연소를 불러오기 때문에 피로물질인 젖산(lactic acid)이 발생하여 근육이 피로해진다. 또 머리나 신경을 혹사하는 사람도 비타민 B1의 소모가 많이 일어난다. 뇌 등 신경세포는 포도당을 에너지원으로 사용하기 위하여 많은 비타민 B1을 당대사에 이용하기 때문이다.

이렇게 우리의 몸은 상상 이상으로 많은 비타민 B1을 소비하고 있다. 따라서 어떤 형태로든 비타민 B1을 주기적으로 섭취하여 부족하지 않게 하는 것이 건강을 위해 바람직하다. 그런데 돼지고기는 쉽게 구할 수 있는 식품 가운데에서 가장 많은 비타민 B1을 함유하고 있고, 조리의 시간도 많이 걸리지 않아 매일 부담 없이 먹을 수 있다. 그러나 돼지고기를 삶게 되면 비타민 B1의 손실이 커질 수 있다. 돼지고기의 비타민 B1 함유량은 신선육의 함량을 100%로 할 때, 삶게 되면 반 정도만 고기에 남고 나머지는 국물로 빠져나간다. 따라서 김치찌개와 같이 국물이 있는 요리에 돼지고기를 넣어 국물과 같이 먹으면 그 손실을 최소화할 수 있다.

한편, 근육세포 등은 지방질로부터 에너지를 얻지만 신경세포는 탄수화물에서만 에너지를 얻을 수 있다. 따라서 만약 비타민 B1이 부족하면 육체적인 피로뿐만 아니라 의욕상실, 집중력 저하 등의 정신증상까지 나타나게 된다. 그러므로 특히 머리를 많이 사용하는 직장인이나 학생들은 돼지고기를 많이 먹어 비타민 B1의 공급을 충분히 해주는 것이 좋다. 다행히 비타민 B1은 열에 강한 비타민이기 때문에 돼지고기를 원료로 하여 가공한 햄과 소시지에도 많이 들어 있다. 즉, 돼지고기로 만든 햄이나 소시지는 활동이 왕성한 어린아이들에게 매우 좋은 비타민 B1의 공급원인 셈이다.

그렇다면 이렇게 서민들의 가장 좋은 영양식품인 돼지고기는 도대체 하루에 얼마나 먹는 것이 좋을까? 영양학자들에 따르면 사람이 하루에 필요로 하는 단백질의 양은 성인남자는 약 70g, 성인여자는 약 60g이라고 한다. 일반적으로 성인의 경우 단백질을 하루에 자기 체중의 1000분의 1만큼 섭취하는 것이 적당하기 때문이다. 그런데 만약 이것을 한 가지 식품으로만 충족시키려 한다면, 쌀은 1되, 식빵은 3.3kg, 우유는 3리터, 계란은 10

개 정도를 먹어야 한다. 하지만 필로의 계산에 의하면 돼지고기
는 약 300~350g 정도만 먹어도 충분할 듯싶다. 필로의 연구실
에서 실험을 해본 결과, 돼지고기는 각 부위별로 단백질의 함량
에 다소 차이가 있지만 정육 100g당 평균 20g 정도의 단백질을
함유하고 있기 때문이다.

어린이들은 계속적인 성장과 새로운 조직의 생성을 위해 성
인보다 훨씬 많은 단백질의 섭취가 필요한데, 3세의 어린이는
체중 1kg당 성인의 2배가 필요하다. 또한 성장기의 10~12세 어
린이라면 체중에 관계없이 하루 60g 정도의 단백질을 섭취하는
것이 좋다. 또 임신한 여성의 경우, 일일 적정섭취량에 임신기
에는 15g~20g, 수유기에는 20~30g의 단백질이 추가로 요구된
다. 마지막으로 노인의 경우, 60세 이상이 되면 저항력이 약해
지기 때문에 질병에 걸릴 확률이 높고, 감기 등으로 인한 폐렴
과 같은 노인병의 합병증을 유발시키는 문제점들이 있기 때문
에 양질의 단백질 식품인 돼지고기를 1일 50~70g 정도 섭취하
는 것이 장수에 도움을 준다고 알려져 있다.[12] 돼지고기를 하루

---

12) 식육과 건강(2003). 일본식육소비자종합센터 편집, 이중동 번역, 일광인쇄사. 노년기에는 생체
대사기능 및 면역성 등의 약화로 인해 육류의 과다섭취가 질병을 일으킬 수 있는 요인으로 작용할
수도 있지만, 양질의 단백질원인 육류의 섭취량이 적으면 뇌가 급속히 노화되어 치매와 뇌졸중을 일
으키기 쉽다. 식육의 단백질은 체내에서 대단히 효율이 좋게 활용되기 때문에 혈관을 튼튼하게 유지
하여 동맥경화, 고혈압, 뇌졸중 등을 방지할 뿐만 아니라 각종 감염증에 대한 면역력도 강화한다. 세
계 제1의 장수촌인 일본의 오키나와 노인들이 연간 1인당 약 70kg 이상의 돼지고기를 섭취한다는
사실을 상기할 필요가 있다.

에 50~70g 정도 섭취하는 것은 매끼 반찬으로 돼지고기 장조림을 한 젓가락씩만 먹어도 되는 양이다.

필로는 돼지고기예찬을 하면서 하루에 섭취해야 하는 단백질의 총량을 돼지고기로만 섭취하라고 권하지는 않는다. 돼지고기는 그렇게 먹을 수도 없지만 혹시 그렇게 먹는다면 절대 건강에 이롭지 않기 때문이다. 따라서 매일 필요로 하는 단백질의 총량은 돼지고기와 같은 동물성단백질 식품과 두부와 같은 식물성단백질 식품을 균형 있게 섭취하는 것이 바람직하다. 그런 점에서 필로는 일본식육소비자종합센터가 동물성식품과 식물성식품의 섭취 비율을 1:1로 하라고 권장하는 것에 전적으로 동의한다.

앞에 소개한 마츠자키 교수의 조사에 따르면, 각 나라의 평균수명과 주요 사망원인은 단백질 공급원의 섭취 균형, 즉 식물성단백질과 동물성단백질의 섭취비율과 명확한 상관관계가 있다고 했다. 평균수명이 50세 내외인 인도, 베트남, 인도네시아, 방글라데시, 이란 등은 단백질의 섭취비율이 동물성 1, 식물성 9의 비율이다. 반대로 유럽이나 미국은 동물성 7, 식물성 3의 비율로 단백질을 섭취하는데, 이런 나라들의 특징은 평균수명은 예외 없이 길지만 사망원인 1위가 심장병이다. 그런데 일본은 세계에서도 가장 드물게 동물성과 식물성의 단백질을 5:5로 섭취하고 있으며, 이 5:5의 비율에 장수의 비밀이 숨겨져 있다는

것이 마츠자키 교수의 주장이다.[13]

따라서 필로의 주장은 이렇다. 우리나라도 동물성단백질의 섭취 비율을 식물성과 5:5의 균형을 맞출 수 있도록 증가시키는 것이 중요하다. 1993년도 마츠자키 교수가 위의 주장을 할 당시, 우리나라 육류소비량은 약 20kg 내외로 지금의 절반 정도였으며, 동물성과 식물성의 단백질 섭취 비율은 2:8이었다. 물론 지금은 당시에 비해 육류소비량이 2배 정도 증가하였지만, 아직도 식물성과 균형을 맞추기 위해서는 좀 더 많은 육류를 섭취하여야 한다. 2005년도 국민건강영양조사에 따르면, 우리 국민의 식품섭취 총량은 1인 1일 평균 1291.4g이었으며, 이 중 동물성식품 비율이 21.6%로서 1969년 국민영양조사가 시작된 이래 가장 높다고 보고된 바 있다. 따라서 필로는 우리나라 국민건강 증진을 위해 더 많은 육류를, 특히 양질의 단백질을 함유하고 있는 돼지고기의 섭취를 증가시키는 것이 좋다고 생각한다.

그렇다고 필로가 돼지고기로만 하루에 필요로 하는 동물성단백질을 섭취하자는 말은 아니다. 주 1회 정도는 회식이나 외식을 통해 돼지고기를 주식으로 섭취하는 것도 좋지만, 매끼에 반찬으로 조금씩 돼지고기를 섭취하는 것이 더욱 좋다는 것이 필

---

13) 마츠자키 도시히사(1993년). 세계제일의 장수촌은 오키나와-그 비밀은 돼지고기였다. 정영철 옮김. (주)양돈연구. p.148~151.

로의 생각이다. 예를 들어 김치찌개에도 두부와 함께 돼지고기를 넣고 끓이고, 장조림 반찬도 고추나 마늘과 함께 돼지고기로 만들어 매끼 반찬으로 조금씩 섭취하는 것이 좋다는 소리다. 대한민국 서민들의 건강을 지키는 돼지고기를 밥상에서 매끼마다 한 젓가락씩 먹을 수 있도록 하는 것이 바람직하다.

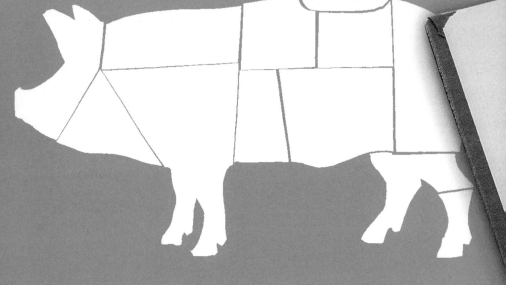

I ♥ LOVE
KOREAN
PORK

2

한국인의 건강을 지키는 한돈 고기

I ♥ LOVE KOREAN PORK

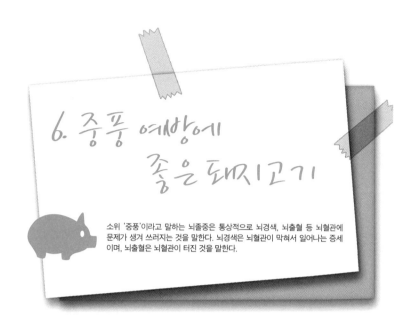

6. 중풍 예방에 좋은 돼지고기

소위 '중풍'이라고 말하는 뇌졸중은 통상적으로 뇌경색, 뇌출혈 등 뇌혈관에 문제가 생겨 쓰러지는 것을 말한다. 뇌경색은 뇌혈관이 막혀서 일어나는 증세이며, 뇌출혈은 뇌혈관이 터진 것을 말한다.

필로의 아버지는 필로가 아직 대학교를 다니고 있을 때 뇌졸중으로 돌아가셨다. 환갑을 넘기신 지 몇 년 되지도 않은 아버지가 그렇게 허망하게 돌아가시자, 외아들이었던 필로는 졸지에 가장이 되는 바람에 고생이 많았다. 그런데 20년도 훨씬 지난 지금 생각해 보니 아버지의 뇌졸중은 필로 때문이었다는 생각이 든다. 찢어지게 가난한 살림살이 때문에 아버지는 '밥과 된장국'으로 일관된 식사만 하셨고, 어쩌다 돼지고기라도 한 근 먹을 일이 생기면 당신의 입보다 어린 필로의 입에 넣어주시기 바빴다. 만약 아버지가 오키나와의 노인들처럼 평소 돼지고기를 자주 드셨다면, 그렇게 일찍 뇌졸중으로 돌아가시지는 않았을 것이라는 게 필로의 생각이다.

소위 '중풍'이라고 말하는 뇌졸중은 통상적으로 뇌경색, 뇌출혈 등 뇌혈관에 문제가 생겨 쓰러지는 것을 말한다. 뇌경색은 뇌혈관이 막혀서 일어나는 증세이며, 뇌출혈은 뇌혈관이 터진 것을 말한다. 우리나라 성인의 사망원인 1위는 암이지만 이것은 모든 암을 다 포함시킨 결과이고, 단일 질병으로는 뇌졸중이 단연 사망원인 1위를 차지한다. 특히 노인의 경우에는 뇌혈관이 젊은 사람들처럼 탄력적이거나 튼튼하지 못하기 때문에 쉽게 문제가 발생할 수 있다. 따라서 중장년층을 넘어서면 어떻게 하면 튼튼한 뇌혈관을 유지할 수 있는지에 대한 관심을 가지는 것이 필요하다.

서울 아산병원 신경과의 김종성 교수에 따르면, 뇌졸중은 고혈압이 주요 원인이므로 우선 고혈압 환자는 늘 조심해야 하며, 당뇨병, 심장병, 비만 등도 뇌졸중의 위험 요인이라고 한다.[14] 또 흡연과 폭음은 뇌졸중의 촉진제이기 때문에 금연과 절주가 절대로 필요하다. 특히 식습관과 관련해서는 싱겁게 먹도록 입맛을 바꾸는 것이 권장되는데, 무조건 지방질을 적게 먹어야 한다고 아는 사람이 많지만 마른 사람은 오히려 지방을 적당히 더

---

14) KBS 뉴스 방송 내용(2004년 9월 22일)

섭취해야 한다. 콜레스테롤이 너무 적으면 혈관벽이 약해져 뇌졸중이 발생하기 때문이다.

따라서 그 무엇보다 고혈압이 되지 않도록 염분의 섭취를 줄이는 것과 혈관벽을 튼튼하게 유지하기 위한 양질의 단백질 섭취가 뇌졸중 예방을 위해 필요하다. 그런데 필로의 아버지처럼 밥과 된장국 일변도의 채식위주의 식사를 하게 되면 염분의 섭취를 쉽게 줄일 수 없다. 각종 야채 또는 나물은 식물성 재료 자체가 가지고 있는 고유의 쓴맛 때문에 맛을 내기 위해서는 소금을 첨가하지 않을 수 없기 때문이다. 하지만 어떤 요리라도 돼지고기가 들어가면 소금을 그리 많이 넣지 않아도 된다. 예를 들어 김치찌개에 돼지고기가 들어가면 맛이 이미 좋아지기 때문에 다른 조미료나 소금을 그리 많이 넣지 않아도 된다. 확실히 돼지고기가 들어간 음식과 그렇지 않은 음식은 맛 차이가 극명하게 나타나며, 그에 따라 염분의 농도도 줄어들게 되어 있다.

일본 소화(昭和)여자대학대학원 생활연구과의 기무라 슈우이찌(木村修一) 교수는 십여 년 전 한국의 농촌지역(동물성단백질 섭취가 그리 많지 않던 지역)과 도시지역(동물성단백질 섭취가 비교적 많던 지역)에 거주하는 사람들의 오줌을 수거하여 분석한 결과를 발표한 적이 있다.[15] 오줌 속에 배설되는 '크레아틴'이라는 단백질의

---

15) 식육에 대하여(식육과 건강에 관한 포럼-일본식육소비자종합센터 발간, 이중동 옮김). 2006년, 썬디자인 인쇄출판사. p.77.

분해물과 나트륨의 비율을 조사한 연구였는데, 역시 예상대로 도시지역보다 농촌지역의 나트륨/크레아틴의 비율이 높았다. 이 같은 결과는 돼지고기와 같이 동물성단백질이 풍부한 식품의 섭취가 적으면 상대적으로 식염의 섭취량이 많아진다는 것을 의미한다.

돼지고기를 먹으면 염분의 섭취를 줄일 수 있을 뿐만 아니라 염분을 체외로 빠르게 배출시켜 고혈압의 예방에 큰 도움을 준다. 이에 대해서는 이미 과학적으로 검증된 설명이 필요하다. 염분의 나트륨(Na)이 혈관벽의 세포에 축적되면 세포는 수분을 흡수하여 팽창한 결과, 혈관벽이 두꺼워져서 혈관의 내측이 좁아지게 된다. 만약 세포 내에 쌓인 나트륨이 바깥으로 나가면 세포밖에 있는 칼슘과 교환이 일어나서 이번에는 세포 내에 칼슘이 증가한다. 이렇게 세포 내에 칼슘이 증가하면 혈관벽은 다시 칼슘으로 두꺼워지고 혈관의 내경은 더욱더 좁아져 고혈압의 원인이 될 뿐만 아니라 혈관벽이 탄력을 잃고 붕괴되기 쉽다.

그런데 2009년 국민영양조사 결과, 우리 국민은 기준치의 3배가 넘는 나트륨을 섭취하고 있는 것으로 나타났다. 특히 남성은 기준치의 383.3%로 여성보다 훨씬 많은 나트륨을 섭취하고 있다. 식품의약품안전청도 그간 지속적으로 우리 국민의 나트륨 일일섭취량이 증가하여 세계보건기구의 권고량 2,000mg보다 2배 이상 섭취하는 것으로 조사되었다고 발표하였다. 나트륨은 인간이 살아가는데 필수영양분이나 하루 1g(한국인 권장량은 하루 9g 이하임)이면 충분하다. 하지만 채식위주의 식사를 즐겨하는 한국인의 하루 염분섭취량은 20g 정도이며, 이는 서양에 비해 2~3배 정도 많은 양이다. 참고로 우리나라 음식들 중 나트륨이 많이 들어 있는 것은 다음 순이다. 칼국수(2900㎎), 라면(2100㎎), 물냉면(1800㎎), 자반고등어 1토막(1500㎎), 배추김치(1000㎎), 된장찌개(950㎎), 김치찌개 1인분(900㎎), 멸치볶음 15g(650㎎), 오징어 젓갈 15g (600㎎).

하지만 다행히도 최근의 연구 결과들은 돼지고기와 같이 양질의 동물성단백질을 풍부히 가지고 있는 음식을 섭취하면 식염에 의한 고혈압의 피해를 예방하고 유전적인 소인이 있는 뇌졸중도 방지할 수 있다고 밝히고 있다. 즉, 돼지고기를 먹으면(고단백질 식사) 밥과 된장국의 채식(고탄수화물 식사)에 비해 나트륨이 재빠르게 오줌으로 배출된다. 따라서 체내에 나트륨이 축적되지 않아 고혈압이 예방되고, 결과적으로 뇌졸중도 방지되게 된다.[16]

이처럼 돼지고기 속에 들어 있는 양질의 동물성단백질은 혈관을 탄력 있게 만들고 튼튼하게 유지한다. 더욱이 메치오닌같

---

16) 기무라 슈우이찌(木村修一), 나트륨(Na)의 지나친 섭취를 효과적으로 방지하는 비결은? 식육과 건강, 2003년, 일광인쇄사.p.31.

이 유황을 함유한 아미노산, 즉 함유황아미노산이 뇌졸중의 발병을 억제하고 혈압을 강하하는 효과가 있는 것으로 알려져 있다. 함유황아미노산은 교감신경억제 효과가 있는데, 교감신경은 스트레스를 받으면 자극되어 심장의 역할을 왕성하게 만든다. 일반적으로 스트레스에 민감한 사람이 고혈압에 걸리기 쉬운데, 교감신경의 자극에 의해 분비되는 호르몬이 동맥경화를 촉진하고 심근경색을 초래하기 쉽다. 하지만 돼지고기에 함유되어 있는 함유황아미노산은 교감신경을 억제하고, 혈압의 상승이나 심장박동수의 급격한 증가를 억제하는 효과가 있다.

그러므로 필로의 아버지는 돼지고기를 많이 드셨어야 했다. 외아들인 필로를 사랑하셨다면, 돼지고기 먹을 일이 생길 때마다 어린 필로의 입에만 넣어주실 것이 아니라 당신의 입으로 먼저 가져가셨어야 했다. 아들이 아직 어린 나이에 아버지를 잃고 고생하는 것을 원치 않으셨다면, 아버지는 오키나와의 노인들처럼 돼지고기를 많이 드시고 건강하게 오래 사셨어야 했다. 아니, 필로가 그런 아버지에게 자주 돼지고기를 드시게 해야 했다. 할머니 보쌈집에 자주 모시고 가야 했는데, 그때는 필로가 너무 어려 무지했고 또 경제력도 없었다.

우리나라 노인들은 확실히 돼지고기 소비량이 높은 외국의 노인들에 비해 중풍에 걸린 사람들이 많다. 덴마크, 스웨덴, 독일 등은 우리나라와 비교되지 않을 정도로 돼지고기 소비량이 높지만 세계적으로 장수하는 나라로 알려져 있으며, 중풍에 걸려 사지불수가 되는 노인들도 찾아보기 힘들다. 왜 그럴까? 밥과 된장국, 그리고 김치와 나물 등 건강에 좋다는 채식위주의 모범적인 식생활을 하고 있는 우리나라 노인들만 왜 이리 중풍으로 쓰러지는 비율이 압도적으로 높은 것일까? 혹시 필로의 아버지처럼 어떤 이유로든지 돼지고기를 많이 먹지 않아서 그런 것은 아닐까?

뇌졸중은 보통 나이가 많을수록 잘 걸리는 병이다. 나이가 많으면 동맥경화가 생기는 등 혈관벽이 손상되기 때문이다. 즉, 나이를 먹음에 따라 혈관의 노화도 더욱 빠르게 진행된다. 반대로 나이가 젊다고 뇌졸중의 위험이 없는 것은 아니며, 특히 심장질환이 있는 경우에는 젊은 나이에도 언제든지 뇌졸중이 발생할 수 있다. 뇌졸중은 크게 뇌경색과 뇌출혈로 구분되는데, 보통 젊은 사람들의 뇌졸중은 뇌혈관이 막혀 발생하는 뇌경색이 대부분을 차지한다. 반면 노인들의 경우에는 뇌혈관벽이 약해져 터지는 뇌출혈의 비율이 매우 높다.

여기서 꼭 짚고 넘어가야 할 것이 하나 있다. 우리나라 노인들의 뇌출혈은 혈관벽에 콜레스테롤 등이 침착하여 혈관이 막히는 바람에 터지는 경우가 그리 많지 않다는 사실이다. 물론 외국의 사람들처럼 육류 섭취량이 지나치게 많은 극히 일부의 노인들은 고지혈증이나 동맥경화에 따른 혈전이 문제가 될 수도 있다. 그러나 노인들이 그렇게 되기 위해서는 돼지고기를 엄청 많이 먹어야 한다. 과연 우리나라 노인들 중 돼지고기가 문제가 될 정도로 많이 섭취하는 어르신이 몇 분이나 될까 생각해 보라. 오히려 노인들의 고지혈증이나 동맥경화는 돼지고기의 섭취가 아닌 다른 원인에 기인할 확률이 매우 높다는 것이 필로의 생각이다.

따라서 그런 일부의 노인들을 제외하면, 우리나라 대부분의 노인들은 위에 설명한 과다한 염분의 섭취에 기인하여 나트륨과 칼슘이 혈관벽에 축적되어 혈관의 내경이 좁아지거나, 또는 혈관을 이루고 있는 세포의 재생이 제대로 이루어지지 않은 이유로 혈관이 얇아지고 탄력성을 잃어 터진다고 보는 것이 타당하다. 물론 뇌출혈의 이유야 다양하고 복합적이지만, 굳이 따지고 들자면 돼지고기의 과다섭취에 따른 동물성지방, 콜레스테롤, 고지혈증, 동맥경화 등이 우리나라 노인들의 뇌출혈 원인이라고 말하기에는 좀 부적합하다는 말이다. 문제는 혈관벽을 이루고 있는 세포, 즉 결합조직단백질과 지질로 구성되는 세포의 재생이 원활히 이루어지지 않는 것이다.

결론적으로 말해, 우리나라 노인들이 혈관의 노화를 억제하여 뇌졸중에 걸리지 않기를 바란다면, 소금의 섭취를 억제하고 세포의 재생이 원활이 이뤄질 수 있도록 양질의 동물성단백질을 충분히 섭취하여야 한다. 여기서 양질의 동물성단백질이란 물론 돼지고기의 단백질을 의미한다. 채식주의자들이 가장 좋은 단백질 공급원이라고 주장하는 콩단백질로는 세포의 원활한 재생이 이루어지지 않는다. 세포의 노화, 즉 죽은 세포가 다시 만들어지지 않는 생화학적 결과는 돼지고기 단백질과 같은 양질의 동물성단백질의 섭취가 부족하면 일어나는 현상이다.

우리 신체를 이루고 있는 모든 세포는 한 번 생성되면 평생을 가는 것이 아니다. 근육을 이루는 세포인 근섬유도 아무리 길어봤자 한 달 이상 존재하지 못하고 새로운 것으로 교체된다. 일반적으로 근육의 단백질은 180일 내에 과반이 교체되며, 간장의 단백질의 경우는 교체가 매우 빠르게 일어나 약 14일 정도에 과반이 교체된다. 인간은 1,000억 개의 뇌세포를 가지고 태어나지만 출생 후부터 매일 10만개의 뇌세포가 죽어간다. 물론 혈관을 이루고 있는 세포도 생성과 퇴화를 반복하기는 마찬가지이다. 따라서 영양이 충분히 공급되지 않으면 모든 세포는 퇴화만 이루어지고 새로운 세포를 만들어내지 못해 문제가 발생한다. 그런데 정상적인 영양을 공급받는다고 할지라도 노인들의 경우에는 젊은 사람들에 비해 단백질의 합성이 원활하지 못하기 때문에 자칫 근육의 양이 감소되거나 혈관벽이 얇아질 수 있다. 그러니 노인들이 양질의 단백질을 충분히 공급받지 못하는 경우에는 더욱 말할 필요가 없다.

노인들이 양질의 단백질을 섭취하는 것은 건강하게 장수하기 위해 필수적이라는 것은 두말 할 나위가 없다. 우리의 몸을 구성하고 있는 단백질은 대략 10만 종류 이상이 있으며, 이것들이 체내에서 각각의 역할을 분담하여 기능을 하기 때문에 우리는 생명과 건강을 유지할 수 있다. 만약 어떤 단백질이 체내에서 합성되지 않아 부족하게 되면 그에 상응하는 건강적인 문제가 즉각 발생한다. 따라서 체내에서 그 많은 단백질들의 원활한 합성이 즉각적으로 이뤄지는 것은 건강을 위해 매우 중요한데, 단백질 합성이라는 것은 외부로부터 섭취되는 영양성분에 의해 지대한 영향을 받는다. 즉, 어떤 식품을 통해 단백질을 공급받느냐가 체내 단백질 합성과 건강의 유지를 위해 매우 중요하다는 소리다.

그런데 그 수많은 단백질들은 단지 20여 종의 아미노산들의 조합으로 만들어진다. 그래서 어떤 식품에 들어 있는 단백질이 어떤 아미노산들로 구성되었느냐가 그 식품의 질을 결정하는 척도가 된다. 이것이 필로가 돼지고기를 양질의 단백질 식품이라고 하는 이유이다. 채식주의자들이 말하는 바처럼, 콩과 같이 무조건 단백질을 많이 함유하고 있다고 해서 훌륭한 단백질의 공급원이라고 할 수는 없다. 단백질을 구성하고 있는 아미노산의 종류나 균형 및 그 함량이 중요한 것이다. 학술적으로 양질의 단백질이란 돼지고기의 단백질처럼 체내에서 합성되지 않는 필수아미노산이 균형 있게 풍부히 존재하는 것을 말한다. 이것은 그 누구도 부인할 수 없는 영양학적 사실이다.

필로가 어렸을 때는 돼지고기를 지금처럼 쉽게 먹을 수 없었다. 다른 식품에 비해 고기값이 상당히 비쌌던 그 당시, 많은 의사들이 수술을 받은 환자들에게 밖에 나가 개고기를 먹고 오라고 권했었다. 비교적 손쉽게(?) 구할 수 있었던 개고기를 먹으면 수술한 부위의 회복이 빨리 이루어졌기 때문이었다. 물론 이는 밥과 된장국 같은 식물성단백질을 섭취하는 것보다 고기, 즉 동물성단백질을 섭취하면 수술부위 근육의 재생이 훨씬 빨리 이루어지는 것에 기인한다. 그러나 지금은 인간의 근육을 구성하고 있는 단백질과 가장 유사한 단백질의 조성을 가지고 있는 돼지고기를 언제든지 손쉽게 먹을 수 있으니 이 또한 행운이 아닐 수 없다.

건강하게 오래 사는 장수는 누구나 간절히 원하는 바다. 그래서 그런지 건강한 장수에 대한 절실한 동경 때문에 최근 우리나라에는 상당히 비과학적인 속설들이 판을 치고 있다. 그 대표적인 것이 나이를 먹으면 돼지고기와 같은 기름진 음식은 피하는 것이 좋고 가능한 야채 중심의 자연식이 좋다는 주장이다. 육식은 나쁘고 채식이 좋다는 이런 생각은 더 나아가 밥도 백미보다는 현미를, 또 보리 등을 섞어 먹는 혼식 또는 곡채식이 건강에 좋은 것으로 만들었다. 그런데 요즘 우리나라 사람들이 건강에 좋다고 생각하는 이런 식사에서 필로는 그리 많지 않은 연세에 뇌졸중으로 돌아가셨던 아버지의 식사를 본다.

필로는 채식주의자들에게 밥과 된장국, 그리고 소금에 절인 각종 야채와 나물이 주식이었던 시대에 우리나라 평균수명이 얼마였던가를 상기해 보길 권한다. 불과 지금으로부터 삼사십년 전의 일이다. 그 당시 우리나라는 세계 여러 나라로부터 동정을 받던 불쌍한 단명국(短命國) 중 하나였다. 우리는 이제 겨우 연간 1인당 육류소비량이 40kg에 도달하기 직전인 나라이고, 돼지고기는 겨우 20kg도 채 먹지 않는 나라이다. 그런데 우리는 육류소비량이 우리보다 2~3배 이상인 나라의 사람들처럼 말하고 행동하고 있다. 그렇게 육류소비량이 많은 나라들과 달리 노인들의 사망원인 1위가 뇌졸중이면서도, 그 원인이 마치 돼지고기와 같은 기름진 음식에 있다고 말하고 있는 것이다.

한 번 더 강조하지만, 마츠자키 교수가 밝힌 세계제일의 장수촌인 오키나와 주민의 장수비결은 연간 70kg을 넘는 돼지고기의 섭취였다. 특히 그는 삶거나 찐 돼지고기의 단백질이 뇌졸중을 예방하고 노인들의 건강을 지키는 가장 중요한 요인이라고 하였다. 또한 최근 세계제일의 장수국으로 등극한 홍콩도 연간 70kg에 달하는 돼지고기를 섭취하고 있다. 그러므로 필로의 결론은 이렇다. 확실히 채식주의자들이 권하는 채식위주의 식사는 노인들의 건강과 장수에 도움이 되지 않는다. 오히려 그들의 주장과 정반대로 중장년층을 넘어서면 돼지고기의 섭취량을 늘리는 것이 건강한 장수를 위해 더욱 좋다는 것이 필로의 생각이다.

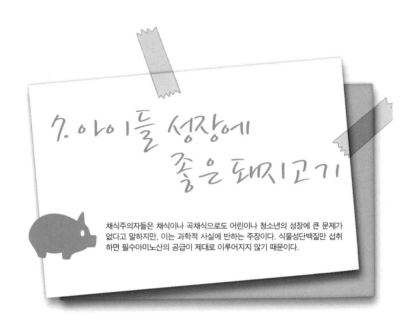

7. 아이들 성장에
좋은 돼지고기

채식주의자들은 채식이나 곡채식으로도 어린이나 청소년의 성장에 큰 문제가 없다고 말하지만, 이는 과학적 사실에 반하는 주장이다. 식물성단백질만 섭취하면 필수아미노산의 공급이 제대로 이루어지지 않기 때문이다.

필로가 대학에서 학생들을 가르치면서 느끼는 것 중 하나는 확실히 과거에 비해 학생들의 체격이 좋아졌다는 점이다. 이는 과거에 비해 경제적으로 풍요로워지면서 다소 과다하다 싶을 정도로 충분한 영양성분을 섭취한 결과이다. 그런데 문제는 예전의 학생들에 비해 요즘 학생들은 체력이 너무 약해졌다는 것이다. 영양학적으로는 분명 과거의 학생들에 비해 많은 영양성분을 섭취하고 있는데도 불구하고 체력은 비교도 안 될 정도로 약해졌다. 물론 그 이유는 무엇보다 예전 학생들에 비해 절대적으로 부족한 운동량이 주요 원인일 것이다. 하지만 필로는 요즘 학생들이 어떤 음식으로 영양성분을 섭취하고 있는가도 체력저하의 중요 원인 중 하나라고 생각한다.

필로는 그 동안 각양각색의 학생들을 보아왔다. 그 중에는 먹성 좋고 힘이 장사 같은 녀석들도 있었고, 또 병약한 학생들도 있었다. 그런데 한 가지 분명한 것은 이것저것 가리지 않고 잘먹는 학생이 그렇지 않은 학생보다 훨씬 건강하다는 사실이다. 건강하지 않아서 못 먹는 것인지 못 먹어서 건강하지 않는 것인지는 확실하지 않다. 하지만 확실한 것은 육류, 생선, 야채, 과일, 밥 등을 가리지 않고 먹어야 건강한 체력이 유지된다는 것이다. 육류의 섭취를 절대적으로 허용하지 않는 채식과 같은 편식으로는 훌륭한 체력을 유지할 수 없다는 말이다. 그러고 보니 필로는 돼지고기를 먹지 않거나 또는 못 먹는 학생들 중 운동을 잘 하는 학생을 본 적이 없다.

필로가 성장기 학생들에게 돼지고기가 좋다고 하는 근거는 역시 돼지고기가 가지고 있는 우수한 단백질에 있다. 단백질을 구성하는 아미노산 20종류 가운데, 사람이 체내에서 합성할 수 없는 필수아미노산은 8종류가 있으며, 어린이의 경우는 2종류가 더 있다. 이런 필수아미노산들은 체내에서 합성되지 않기 때문에 필히 식품을 통해 섭취하여야 한다. 만약 필수아미노산 가운데 어떤 하나라도 결핍이 되면 인간은 성장이 제대로 이루어지지 않는다. 우리의 몸을 형성하고 있는 근육, 뼈, 내장, 피부,

털, 이빨 등 거의 모든 기관들이 단백질로 만들어지기 때문이다. 따라서 한참 새로운 세포들을 만들어야 하는 성장기에는 필수아미노산의 조성이 우수한 돼지고기와 같은 식품의 섭취가 절실히 필요하다.

채식주의자들은 채식이나 곡채식으로도 어린이나 청소년의 성장에 큰 문제가 없다고 말하지만, 이는 과학적 사실에 반하는 주장이다. 식물성단백질만 섭취하면 필수아미노산의 공급이 제대로 이루어지지 않기 때문이다. 위에서 설명한 8종류의 필수아미노산은 이소류신(isoleucine), 류신(leucine), 발린(valine), 리신(lysine), 메티오닌(methionine), 페닐알라닌(phenylalanine), 트레오닌(threonine), 트립토판(tryptophan)이며, 어린이의 경우 더해지는 2종류는 아르기닌(arginine)과 히스티딘(histidine)이다. 어떤 식품의 단백질이 양질인가 아닌가는 이러한 필수아미노산들의 함량과 균형에 따라 결정된다. 그런데 10개의 필수아미노산을 모두 갖추고 있는 식물성단백질은 단 하나도 없다. 콩이든 밀가루든 쌀이든 모든 식물성식품은 제한아미노산을 가지고 있다.

과학적으로 모든 식품의 단백질 영양가는 제1제한아미노산의 함유 수준으로 결정된다. 제1제한아미노산이란 이상적인 필수아미노산의 조성과 비교하여 어떤 식품에서 가장 부족한 필수아미노산을 말하며, 그 다음으로 부족한 것을 제2제한아미노산이라 말한다. 그런데 식물성단백질은 모두 제1제한아미노산

을 가지고 있다. 그래서 채식주의자들이 가장 훌륭한 단백질원
이라고 주장하는 콩의 아미노산가는 86이고, 우리가 주식으로
삼고 있는 쌀의 아미노산가는 65이며, 빵의 주원료인 밀가루의
아미노산가는 44이다. 참고적으로 쌀과 밀가루의 제1제한아미
노산은 리신이며, 콩(대두)의 제1제한아미노산은 메치오닌이다.

　이 같은 이유로 만약 단일 식물성식품으로 식사를 지속하면
건강에 큰 문제가 발생할 수 있다. 극단적인 예를 들어 아침부
터 저녁까지 계속 콩으로 만든 두부만 먹는다면 우리 몸은 메치
오닌을 필요로 하는 단백질이 만들어지지 않기 때문에 건강을
잃을 수 있다. 이해하기 쉽게 비유적으로 설명하자면, 만약 머
리카락을 구성하는 단백질의 아미노산 조성에 메치오닌이 포함
되어 있다면 두부만 먹으면 대머리가 된다는 소리다. 두부를 아
무리 많이 먹어도 머리카락이 만들어지지 않기 때문이다. 그런
데 아무것도 안 먹고 돼지고기만 먹어도 머리카락은 잘 만들어
진다. 왜냐하면 돼지고기의 단백질은 제1제한아미노산을 가지
고 있지 않기 때문이다.

　제1제한아미노산을 가지고 있지 않은 돼지고기의 아미노산
가는 100이다. 그래서 단백질로만 영양가를 점수로 표현한다면
콩은 86점, 쌀은 65점, 밀가루는 44점인 반면 돼지고기는 100
점인 식품이다. 채식주의자들은 여러 종류의 식물성단백질을
섞어 먹으면 부족한 필수아미노산들을 서로 상쇄할 수 있다고

주장한다. 물론 그 같은 주장이 어쩌면 맞을 수도 있다. 하지만 그들이 그렇게 섞어 먹어야 한다는 종류의 식물성식품들을 매 끼 복잡하게 챙겨먹기란 그리 쉬운 일이 아니다. 특히 성장기의 어린이나 청소년들에게 그렇게 먹이기란 정말 힘든 일이다. 그 리고 왜 또 그렇게 먹어야만 하는지에 대한 이유도 불분명하다. 그냥 밥과 된장국을 돼지고기와 함께 먹으면 모든 것이 해결되 는데 말이다.

필로는 성장기에 채식위주의 편식으로도 몸이 필요로 하는 단백질을 모두 얻을 수 있다고 믿지 않는다. 그렇게 믿는다면 그건 정말 위험한 짓이다. 만약 성장기에 단백질의 섭취가 부족 하면 단백질부족증을 일으켜 발육이 지연되고 피부와 모발의 색소가 변화하며 부종 등이 발생할 수 있기 때문이다. 뿐만 아 니라 단백질의 섭취부족은 성장지연, 면역력 부족, 빈혈, 학습 능력 부족 등을 유발하기도 한다. 따라서 지속적인 성장을 하는 청소년과 새로운 조직의 생성이 필요한 어린아이의 경우는 다 양한 식품을 통해 양질의 고급단백질을 섭취하는 것이 바람직 하다. 필수아미노산 조성이 우수한 돼지고기를 충분히 먹는 것 이 좋다는 말이다.

누구나가 인정을 하겠지만 다양한 음식을 골고루 먹는 것이 좋은 식습관이다. 특히 성장기의 학생시절에는 음식을 가리지 않고 잘 먹어서 건강하고, 건강해서 잘 먹는 선순환의 식생활

패턴을 형성하는 것이 참으로 중요하다. 따라서 채식이나 자연식을 주장하는 사람들에 의한 잘못된 정보에 현혹되어 자녀들이 나쁜 식습관을 갖도록 해서는 안 된다. 식습관이란 일상 식사의 반복이 누적되어 형성되는 것이기 때문에 한번 형성된 나쁜 식습관은 고치기 매우 어렵다. 돼지고기도 어려서부터 많이 먹어 본 사람이 잘 먹는다. 어려서부터 까다로운 채식으로 편식하는 습관에 길들여지면 어른이 되어서도 돼지고기를 못 먹게된다. 이는 성장이나 건강에 바람직하지 않을 뿐만 아니라 기호의 폭이 좁아져 사회생활에서도 문제가 될 수 있다.

🐖 🐖 🐖

돼지고기의 단백질은 아무리 칭찬을 해도 과하지 않다. 돼지고기의 단백질은 영양학적으로 건강과 생명을 유지하기에 매우 우수하기 때문이다. 우리 체내에는 약 10만종의 단백질이 존재하고 있다. 몸의 골격을 만드는 구조단백질, 근육의 탄력적인 활동을 만들어내는 수축단백질, 호르몬이나 효소 또는 혈류를따라 여러 가지 물질을 운반하는 운반단백질, 면역의 역할에 필수적인 황체나 보체(補體)의 방어단백질 등이 사람의 건강과 생명현상을 담당하고 있다. 그런데 사람이 건강과 생명을 유지하기 위해 필요로 하는 혈액, 호르몬, 효소, 항체 등 이 모든 단백질들이 다 동물성단백질들이다. 식물성단백질이 아니라는 소리다.

그러므로 상식적으로 생각을 해봐도 돼지고기를 통해 흡수되는 동물성단백질이 콩과 같은 식물성식품을 통해 흡수되는 식물성단백질에 비해 월등히 효율적으로 이용될 것이라는 것은 쉽게 예상할 수 있다. 필로가 성장기의 어린이나 청소년들에게 돼지고기가 좋다고 하는 이유가 바로 이 때문이다. 필수아미노산은 성장이나 신체의 유지에 없어서는 안 되며, 단 한 종류라도 모자라게 되면 영양장해가 일어나게 된다. 그런데 필수아미노산의 균형이 나쁘고 함유량이 적은 단백질은 흡수율이나 이용률도 낮다. 따라서 필수아미노산의 균형과 함량이 우수한 돼지고기야말로 식물성식품과는 비교할 수 없을 정도로 성장기에 좋은 식품인 것이다.

돼지고기가 성장기에 얼마나 좋은 식품인지 알아보기 위해서는 우리 체내에 들어온 단백질이 어떻게 소화되고 흡수되어 이용되는지 이해할 필요가 있다. 체내로 섭취된 단백질은 위에서 강한 산성인 위액에 의해 입체구조가 깨지고, 소화효소인 펩신의 영향을 받은 후 12지장으로 가서 췌액과 만나 중성으로 중화된다. 중화된 단백질은 단백질분해효소와 섞여 회장으로 옮겨가면서 아미노산과 아미노산이 몇 개가 붙어 있는 펩타이드 형태로 작게 분해되고, 펩타이드는 회장과 공장에서 아미노산으로 분해되어 소장점막에서 흡수된 후 혈액을 따라 간장에 도착한다. 간장은 우리 몸의 대사활동을 주관하는 중추기관으로 아미노산을 이용하여 각종 단백질을 합성하는데, 1개의 간세포가 1분 동안 만들어내는 새로운 단백질은 무려 60만개에서 100만개에 이른다.

간장에서 합성된 단백질은 다시 분해와 합성을 반복하면서 체내에서 각각의 기능을 수행하는데, 일부의 아미노산은 질소 부분이 제외되고 탄소부분이 지방이나 당분이 되어 에너지로 이용되기도 한다. 그런데 돼지고기의 단백질은 우리 체내에서 필요로 하는 단백질의 아미노산 조성과 유사하기 때문에 거의 대부분이 곧바로 단백질의 합성에 이용된다. 하지만 식물성단백질들은 아미노산 조성이 체내 단백질과 상이하기 때문에 단백질의 합성에 충분히 이용되지 못하고 지방이나 당분으로 전용될 가능성이 높다. 쉽게 말해 돼지고기의 단백질들은 대부분 근육이나 뼈대를 만드는데 또는 호르몬이나 효소 등을 만드는데 이용되지만, 식물성단백질들은 단순히 에너지로 이용되거나 축적지방으로 전환되기 쉽다는 말이다. 이것이 성장기에 돼지고기를 먹으면 채식위주의 식사를 할 때보다 키가 커지고 체격도 좋아질 뿐만 아니라 체력도 좋아지고 건강해지는 이유이다.

각종 통계자료를 살펴보면, 우리나라는 돼지고기를 많이 먹지 못했던 과거와 비교하여 1980년대 이후 돼지고기의 섭취량이 늘어나면서 청소년들의 신장이 직선적으로 증가되었다는 것을 잘 알 수 있다. 그런데 돼지고기의 섭취와 청소년의 신장 증가와 관련하여, 최근 농촌진흥청 축산과학원 장애라 박사의 연구결과는 매우 흥미롭다.[17] 그녀는 돼지고기에서 분리한 펩타이드 물질을 뼈성장에 중요한 역할을 담당하는 조골세포에 처리하였더니, 비처리군보다 44%의 증식능을 보여 조골세포를 활성화시킴이 증명되었다고 발표하였다. 또한 이것을 실험쥐에 5일간 급여한 후 대퇴부의 장골 길이성장을 측정해 본 결과, 대조군에 비해 16% 더 빨리 크는 것으로 나타났다고 했다. 축산과학원이 발표한 이 연구결과는 돼지고기의 섭취가 성장기 청소년의 신장 증가에 기여한다는 확실한 과학적 증거가 아닐 수 없다.

장애라 박사는 돼지고기 껍질에서 분리한 저분자 펩타이드를 급여한 실험동물의 성장판 길이도 대조군에 비해 12% (64.9um) 증가해 성장촉진에 효과가 있다고 발표하였다. 그녀는 돼지고기에서 분리한 펩타이드가 성장판내 IGF-1(Insulin like growth factor-1)과 BMP-2(Bone morphogenic protein-2)의 발현을 유의적으

---

17) 이 연구는 2009년부터 축산과학원과 한서대학교 식품생물공학과, 세명대학교 한의대가 공동으로 연구한 것으로, 돼지고기 콜라겐 단백질을 특정 효소로 분해해 30만Da에 달하는 콜라겐에서 50k-3kDa이하 크기의 펩타이드를 36종 분리한 후, 분리한 펩타이드의 뼈 성장촉진기능을 조골세포증식능과 실험쥐에 경구 투여하여 실제 자란 다리뼈 길이, 연골세포 길이 증가를 측정하여 성장촉진 효과를 확인한 것이다.

로 촉진시켜 성장을 증가시키는 것이라고 하였다. 2007년 롯데 헬스원에서 실시한 설문조사에 따르면 주부 727명의 97.4%가 자녀의 키 성장과 관련해 고민해봤으며, 그 중 26.3%는 매우 심각한 스트레스를 받고 있다고 대답했다. 그리고 자녀의 키 1cm 성장을 위해 62.9%가 500만원~1000만원까지 투자할 의사가 있다고 응답했다. 그런데 아이들의 키를 키우기 위해 그렇게 돈을 많이 투자할 필요가 없다. 장애라 박사의 연구결과에 의하면, 우리 아이들의 키를 성장시키기 위해 가장 저렴하고 효과적인 방법은 평소 돼지고기를 충실히 먹이는 것이기 때문이다.

돼지고기는 성장기 청소년의 체성장뿐만 아니라 체력의 증진에도 탁월한 효과가 있다. 많은 사람들도 돼지고기를 먹으면 스태미나(stamina)가 생기거나 힘이 나는 것을 경험적으로 느껴보았겠지만, 이 같은 체험은 과학적인 실험으로도 명백히 입증된다. 예를 들어 돼지고기가 첨가된 사료를 먹인 실험용 쥐를 일반 사료를 먹인 쥐와 함께 강제로 수영을 시켜보면, 돼지고기가 첨가된 사료를 먹은 쥐가 월등히 오랫동안 활발하게 수영을 한다. 이는 돼지고기에 풍부히 포함되어 있는 비타민 B와 돼지고기 단백질이 항피로효과를 가지고 있기 때문이다.

돼지고기의 단백질이 청소년 학생들에게 좋은 또 다른 이유는 각종 조리에 의해서도 손실되지 않으며 체내흡수율도 매우 우수하여 소화가 잘 되기 때문이다. 대부분의 식물성단백질은 필수아미노산의 균형이 돼지고기에 비해 좋지 않기 때문에 체내 화학반응에 쉽게 이용되지 못 한다. 즉, 체내에서 꼭 필요한 효소나 면역반응 또는 호르몬의 합성 등에 충분히 이용되지 못하고 단순히 에너지원으로서 사용되어 오줌으로 배설되어 버린다. 이때 만약 에너지원으로 사용되지 못한 식물성단백질은 지방으로 전환되어 체내에 축적된다. 하지만 돼지고기의 단백질은 아미노산의 균형이 좋을 뿐만 아니라 소화흡수도 효율적으로 이루어지기 때문에 체내에서 단백질로서의 효과적인 활동을 수행한다. 따라서 돼지고기는 장시간 책상에 앉아 공부를 해야하는 청소년 학생들의 체력 증진과 빠른 피로회복을 통한 집중력 향상을 위한 매우 좋은 식품이라고 할 수 있다.

한편, 앞에서 설명한 바와 같이 우리 체내의 모든 단백질들은 각각의 수명이 있기 때문에 기능을 다한 단백질은 분해되어 사라지고 새롭게 생성된 단백질로 교체된다. 이것을 학술적으로 턴오버(turn over, 대사회전)라고 하는데, 턴오버가 원활하게 이루어져야 건강한 몸을 유지할 수 있다. 체내에서 수명을 다한 단백질은 세포 안에 있는 리보솜(ribosome)에서 아미노산으로 분해되어 다시 새로운 단백질을 합성하는 재료로 이용된다. 하지만 일정 분량의 단백질 감소분은 식사를 통해 보충하여야 하는데, 보통 성인은 하루에 체중 kg당 약 1.08g의 단백질 섭취가 필요하다. 그런데 성장기의 신체는 턴오버뿐만 아니라 성장과 발달이라는 생화학적 반응이 활발히 일어나기 때문에 더 많은 단백질의 섭취가 필요하다. 물론 이러한 턴오버와 성장과 발달에 필요한 단백질의 보충에 있어서도 돼지고기의 단백질은 콩, 쌀, 밀가루의 단백질에 비해 우선적으로 이용된다. 돼지고기 단백질의 아미노산 조성이 인체의 단백질과 유사하기 때문이다.

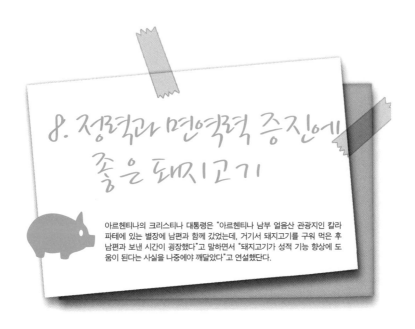

8. 정력과 면역력 증진에 좋은 돼지고기

아르헨티나의 크리스티나 대통령은 "아르헨티나 남부 얼음산 관광지인 칼라 파테에 있는 별장에 남편과 함께 갔었는데, 거기서 돼지고기를 구워 먹은 후 남편과 보낸 시간이 굉장했다"고 말하면서 "돼지고기가 성적 기능 향상에 도움이 된다는 사실을 나중에야 깨달았다"고 연설했단다.

얼마 전 필로는 해외토픽에서 매우 흥미로운 뉴스 하나를 접했다. 아르헨티나의 여자대통령인 크리스티나 키르치네르가 돼지고기를 먹으면 성적 기능이 향상된다고 주장했다는 뉴스였다.[18] 그녀는 "돼지고기를 먹으면 성적으로 강해지는데 이건 중요한 문제"라면서 "비아그라를 먹는 것보다 돼지고기를 먹는 게 훨씬 낫다고 본다"고 말했단다. 아르헨티나 언론과 외신은 "이런 주장에 학술적인 근거가 있는지는 알 수 없는 일"이라고

---

18) 서울신문(2010년 11월 27일).

꼬집었다는데, 돼지고기 예찬론을 펴고 있는 필로도 돼지고기가 비아그라를 먹는 것보다 성기능 향상에 훨씬 효과적인지는 확신할 수 없다. 하지만 돼지고기의 섭취가 성기능을 향상시키는 데 어느 정도 기여한다는 것은 충분히 예상할 수 있는 일이다.

아르헨티나의 크리스티나 대통령은 "아르헨티나 남부 얼음산 관광지인 칼라파테에 있는 별장에 남편과 함께 갔었는데, 거기서 돼지고기를 구워 먹은 후 남편과 보낸 시간이 굉장했다"고 말하면서 "돼지고기가 성적 기능 향상에 도움이 된다는 사실을 나중에야 깨달았다"고 연설했단다. 그녀의 이런 공개적인 연설에 아르헨티나 양돈협회의 대표 후안 우첼리는 "덴마크나 일본에선 돼지고기를 즐겨먹는데 아르헨티나 국민들보다 훨씬 조화로운 성생활을 즐기고 있는 것으로 알려져 있다"면서 "대통령의 말이 전혀 근거 없는 건 아니다"라고 화답했단다. 이 뉴스에서 필로는 두 가지의 중요한 정보에 주목한다. 첫째는 크리스티나 대통령이 남편과 돼지고기를 구워 먹고 굉장한 밤을 보낼 정도로 성적 기능이 향상된 것을 직접 경험했다는 것이고, 둘째는 돼지고기를 많이 먹는 덴마크나 일본 사람들이 그렇지 않은 아르헨티나 사람들보다 훨씬 조화로운 성생활을 즐기고 있다는 사실이다.

물론 아르헨티나 정부가 성적 기능이 향상된다는 주장까지 동원하면서 돼지고기 예찬론을 펴고 있는 데는 이유가 있다. 아르헨티나 국민의 쇠고기 편식이 갈수록 심각해지고 있기 때문이다. 아르헨티나는 세계에서 쇠고기 선호도가 가장 높은 나라로, 국민 1인당 연간 쇠고기소비량은 66.5*kg*이지만 돼지고기의 경우 1인당 소비량은 연간 6.3*kg*에 불과하다.[19] 따라서 돼지고기의 소비 촉진이 필요한 아르헨티나의 입장에서 대통령까지 나서 이런 주장을 하는 것이 충분히 이해가 된다. 그런데 아니 땐 굴뚝에서는 연기가 나지 않는다. 돼지고기의 섭취가 성기능을 향상시킨다는 주장은 과학적으로 전혀 근거가 없는 황당한 것이 아니라는 소리다.

보통 불같은 사랑에 빠지기 위해서는 로맨틱한 감정이 필요한데, 이런 감정을 갖는 데는 페닐에틸아민이라는 화학물질이 중요한 역할을 한다. 신경전달물질인 페닐에틸아민은 체내에서 분비되는 호르몬의 일종으로 흥분된 마음과 분위기 있는 감정을 만든다. 즉, 체내에 페닐에틸아민의 농도가 증가하면 로맨틱한 감정이 생겨 사랑에 빠지게 된다. 그런데 이 페닐에틸아민은 음식을 통해 직접 섭취할 수 없다. 대신 단백질의 필수아미노산 중 하나인 페닐알라닌이 체내에서 페닐에틸아민으로 전환된다. 따라서 페닐알라닌이 풍부한 음식을 먹는 것이 중요한데, 앞에서 설명한 바와 같이 돼지고기는 모든 필수아미노산을 고루 가

---

19) USDA 자료, 2010년 10월, Livestock and Poultry: World Markets and Trade.

지고 있고 페닐알라닌도 풍부히 함유하고 있다.

여기에 덧붙여 사랑에 직접적으로 이용되는 물질, 즉 정자나 정액 등을 이루는 구성성분도 돼지고기를 섭취하면 효율적으로 만들어진다. 필로와 같은 학과에서 동물발생공학을 연구하고 있는 공일근 교수는 동물복제 분야에 있어서는 세계적인 석학인데, 그는 정자나 정액의 주요 구성성분이 단백질, 지질, 콜레스테롤이라는 것에 주목하라고 하였다. 즉, 돼지고기에 풍부한 단백질과 지질이 정액이나 정자를 만드는데 매우 효율적으로 사용될 수 있기 때문에 정력증진과 무관하지 않다고 했다. 돼지고기의 지질이나 콜레스테롤에 대해서는 뒤에 12장과 13장에서 자세히 설명하겠지만, 정액의 생성이나 정자의 활성도 또는 정자의 생존성 유지에 결정적인 역할을 담당한다. 그런데 콜레스테롤은 식물성식품에는 존재하지 않기 때문에 정력증진과 관련해서는 확실히 돼지고기와 비교가 되지 않는다.

최근 돼지고기의 섭취가 정력을 증진시킨다는 과학적 연구결과가 발표되었다. 2010년 1월에 건국대학교 김진회 교수는 '삼겹살의 섭취가 정력 및 생식세포에 미치는 영향'이라는 연구의 결과를 발표하였는데, 그는 돼지고기 섭취는 정자의 운동성과 활력을 증가시키기 때문에 생식능력이 향상된다고 주장했다.[20]

---

20) 김진회(2010년 1월 28일). 국산 돼지고기 우수성 입증을 위한 연구결과 발표: 삼겹살의 섭취가 정력 및 생식세포에 미치는 영향, 양돈자조금관리위원회.

김진회 교수의 연구에 따르면, 4주령의 수컷 쥐를 대상으로 돼지고기 비함유사료, 1% 돼지고기 함유사료, 2% 돼지고기 함유사료를 먹인 결과, 돼지고기 섭취가 많을수록 전체 정자수는 늘어났다고 하면서, 특히 1% 돼지고기 함유사료를 식이한 실험군에서 정자의 운동성, 속도 등이 가장 우수한 것으로 나타났다고 발표하였다. 김 교수는 정자의 운동성이 가장 우수했던 1% 돼지고기 함유 사료를 식이한 실험군은 사람으로 치자면 일주일에 한 번 정도 돼지고기를 먹는 것과 비슷한 수준이라고 밝혔다.

필로 주변에도 돼지고기를 먹고 나면 왠지 힘이 난다는 사람이 있다. 아마도 자양강장 음료의 주성분인 타우린이나 비타민 B1, 그리고 필수아미노산이 돼지고기에 많이 들어 있기 때문일 것이다. 돼지고기에 풍부한 이 같은 성분들은 항스트레스 작용이나 간을 해독하는 작용 등을 하기 때문에 피로회복에 좋다. 특히 비타민 B1은 자주 '피곤하다'거나 '힘이 없다'고 하는 남성들이 주목해야 할 영양소다. 비타민 B1은 탄수화물을 비롯한 체내 에너지 대사에 관여하는데, 필요량보다 부족하면 근육에 피로물질인 젖산이 쌓이면서 쉽게 피로하고 초조하게 만들기 때문이다. 그리고 결핍이 지속되면 식욕부진, 소화장애 등의 증상을 동반하며, 결국 정력감퇴나 체중감소까지 초래한다.

결국 우리가 성생활뿐만 아니라 생명활동을 잘 하기 위해서는 양질의 단백질을 충분히 섭취하는 것이 중요하다. 이것은 곧 필수아미노산이 균형 있게 들어 있는 돼지고기와 같은 좋은 식품을 충분히 먹어야 한다는 것을 의미한다. 우리가 생각하고 느끼고 화내고 웃고 슬퍼하는 모든 생명활동뿐만 아니라 사랑하고 자식을 낳아 그 생명을 계승하는 것도 모두 단백질의 역할로 이루어지기 때문이다.

🐷 🐷 🐷

필로가 돼지고기 단백질이 원활한 생명활동에 좋다고 주장하는 또 다른 이유는 그것이 체내 면역력을 증진시키는 각종 물질의 합성에 효율적으로 사용되기 때문이다. 사람의 신체는 면역력이 저하되면 세균이나 바이러스의 공격을 효과적으로 방어할 수 없기 때문에 감기나 몸살에 쉽게 걸릴 뿐만 아니라 심하게는 결핵이나 암과 같은 질병에도 취약하게 된다. 그런데 돼지고기 단백질은 인체의 면역력을 증진시키는 훌륭한 역할을 한다. 예를 들어 돼지고기를 먹으면 콩, 계란, 생선 등을 먹었을 때와 비교하여 면역에서 매우 중요한 역할을 담당하는 림프구의 NK세포가 월등히 활성화된다.[21] NK세포는 암세포나 바이러스에 감

---

[21] 1990년 식육과 건강에 관한 포럼, 일본 德島大學醫學部 영양학과 보고서

염된 세포를 배제하는 기능을 수행하며, 특히 암의 전이를 억제하는 역할을 한다고 알려져 있다.

돼지고기 단백질이 어떻게 체내 면역력을 증진시키는데 도움이 되는지를 알기 위해서는 우선 우리 몸의 면역시스템에 대한 이해가 필요하다. 사람의 신체는 외부로부터 몸을 지키거나 질병을 막기 위하여 여러 가지 생체방어기구를 가지고 있는데, 그 중 가장 중요한 것이 면역체계이다. 면역이란 부과된 사역을 면한다는 뜻으로, 한 번 감염증으로부터 회복된 사람은 같은 질병에 두 번 걸리지 않는다는 뜻으로 붙여진 이름이다. 면역의 주체는 외부로부터 침입한 이물(항원)을 배제하는 역할을 하는 항체이다. 항체는 면역글로불린(Immunoglobulin, Ig)이라는 대단히 큰 단백질에서 만들어져서 혈액이나 림프액 등의 체액에 녹아서 존재한다. 즉, 항체는 아미노산들로 이루어지는 단백질인 것이다.

항체와 함께 면역체계에서 중요한 역할을 담당하는 것이 보체이다. 면역체계는 그 전체가 정교하여 불가사의한 구조이지만, 그 중에서도 보체는 가장 불가사의한 존재로 알려져 있다. 보체 역시 아미노산으로 구성되는 단백질이다. 보체는 거의 20종류의 단백질 집합체이지만 평소에는 각각 흩어진 단편으로서 혈액 중에 존재한다. 그러나 병원체가 침입하면 하나로 결합되어 다양한 역할을 수행한다. 먼저 직접 세균에 접촉하여 구멍을 내어 세균을 죽인다. 보체의 성분 중에는 호중구(호중성 백혈구)나 마이크로파지(백혈구의 기본세포)를 병원체가 있는 특정 장소로 불러 모으는 강력한 신호역할을 하는 것도 있다. 또한 항체가 세균과 결합하면 보체가 2개의 항체를 가교처럼 연결하여 항체가 세균을 쉽게 탐식하도록 도와준다. 뿐만 아니라 항체생산을 촉진하는 역할도 수행한다.

한편, 건강한 적혈구는 표면에 약 500개의 보체리셉터를 가지고 있다. 적혈구는 몸속을 순회하면서 병원체를 묻혀서 보체와 만나게 되고, 병원체는 보체리셉터에 부착되어 간장으로 운반되어와 마이크로파지에 의해 탐식된다. 이처럼 적혈구는 몸의 구석구석까지 산소와 영양을 운반할 뿐만 아니라 생체방어체계의 일원으로 보체와 협력하여 병원체를 죽이는 체내의 청소부 역할을 담당한다. 하지만 이러한 역할도 영양상태가 나빠지면 제대로 수행할 수가 없다. 영양성분이 부족해지면 적혈구 자체도 줄어들 뿐만 아니라 동시에 적혈구의 보체리셉터 수도 적어지기 때문이다.

세포성 면역능력을 조사하는 방법 중 '투버쿨린 반응(tuber-culin reaction)'이란 것이 있다. 이 반응을 나이에 따라 측정해 보면 그 감도가 60세 이후에 급격히 쇠퇴한다. 투버쿨린 반응은 항체와 마이크로파지의 능력이 관계하기 때문에 감도의 쇠퇴는 세포성 면역의 능력이 저하되는 것을 의미한다. 즉, 세포성 면역능력은 60세 이후에 급격히 쇠퇴하고, 항체를 보조하는 보체의 능력도 나이가 들면 감소될 수밖에 없다. 또한 어린아이들도 양질의 단백질을 충분히 공급받지 못하면 면역능력이 떨어지는 것을 피할 수 없다. 면역을 담당하는 모든 것들이 단백질로 만들어지고, 한번 감염이 일어나면 양질의 단백질을 충분히 공급하지 않는 한 짧은 기간에 소모되어 버리기 때문이다.

일본 와요(和洋)여자대학교 가정학부 생활과학과의 사카모도 모도꼬(坂本元子) 교수는 2차 세계대전 이후 일본은 감염증의 위협으로부터 점차 벗어났으며 국민병이었던 결핵도 급감했는데, 그 이유는 식육으로 대표되는 동물성단백질의 섭취증가에 의한 것이라고 하였다.[22] 이 같은 사실은 우리나라에도 그대로 적용된다. 우리나라도 한국전쟁 이후 먹을 것이 부족하여 영양상태가 나빴을 때는 결핵이 유행병처럼 퍼져 공포의 대상이었다. 그러나 돼지고기를 포함한 육류의 섭취가 증가되면서 결핵의 공포로부터 벗어날 수 있었다. 이는 돼지고기 같은 양질의 단백질 식품이 결핵균과 같은 강력한 세포나 바이러스의 공격으로부터 우리 몸을 방어하는 임파구의 면역시스템을 강화시킨다는 구체적인 증거이다. 또한 면역시스템의 주체인 항체나 보체와 같은 방어단백질의 합성에 돼지고기 단백질과 같은 우수한 단백질이

---

22) 식육에 대하여, 2006, 썬디자인 인쇄출판사, p.50.

매우 효율적으로 이용된다는 역사적 증거이다.

　지금도 영양상태가 좋지 않은 아프리카의 많은 국가들이나 뉴기니아 또는 북한 등은 면역력이 저조하기 때문에 유아의 사망률이 높고 평균 수명 또한 매우 짧다. 그러나 과도한 영양을 공급받고 있다는 국가들도 감염증으로부터 완전히 자유로울 수 없다. 감염이라는 것이 생체방어체계에 조금이라도 허점이 생기면 언제든지 발생할 수 있기 때문이다. 정말 기가 막힌 것은 사회가 발달하고 환경이 좋아지면서 어린아이들이 전통적인 감염증에 무방비로 노출되는 기이한 현상도 벌어지고 있다는 점이다. 최근 미국에서 홍역으로 아이들이 사망한 것이 그 좋은 예라고 할 수 있다. 또 얼마 전 우리나라에서도 돌도 지나지 않은 유아에게 식물성식품만으로 이유식을 하는 바람에 영양실조에 걸리게 했다는 것이 뉴스가 되었다.

　문제는 지금 이 순간에도 인터넷을 검색해 보면 동물성단백질을 과다하게 섭취하였을 때 발생하는 각종 문제점들이 너무 과장되게, 너무 광범위하게 유포되고 있다는 사실이다. 그러나 조금만 의식을 가지고 생각해 보면 우리나라 사람들이 그렇게 많은 동물성단백질을 육류를 통해, 특히 양질의 단백질 공급원인 돼지고기를 통해 섭취하고 있지 않다는 것을 알 수 있다. 오히려 인스턴트식품이나 가공식품을 통한 저급단백질의 과다 섭취가 문제인 것이다. 그래서 필로는 사회가 발전하고 현대화되면서 스트레스도 많아지는 우리나라 사람들은 자연식품인 돼지고기를 통해 양질의 단백질을 더욱 섭취해야 된다고 생각한다. 돼지고기는 스트레스에 강한 신체를 만드는 데도 좋기 때문이다.

보통 과로나 수면부족, 또는 마음고생 등으로 장기간 스트레스를 받으면 감기에 걸린다거나 만성편도염 또는 치주병 등이 악화된다. 스트레스로 인해 면역력이 저하되어 세균이나 바이러스와 충분히 싸워 이겨내지 못해 감염증에 걸리는 것이다. 그런데 체내 단백질이 부족하면 면역력이 감소되기 때문에 만약 스트레스를 받는 사람이 저단백질 식사를 한다면 저항력이 더욱 약화되어 감염증에 쉽게 걸리게 된다. 특히 체내에서 합성되지 않는 필수아미노산이 충분히 들어 있는 동물성단백질이 부족하면 사태는 걷잡을 수 없는 지경에 이를 수 있다.

면역의 역할은 뇌와 밀접한 관련이 있기 때문에 스트레스를 받으면 면역력이 떨어진다. 스트레스는 단백질을 소모하여 면역기능을 약하게 만들기 때문이다. 우리 신체는 생체항상성을 가지고 있어 스트레스를 받으면 심장박동수, 혈압, 체온, 혈당치 등을 증가하여 이겨내려고 한다. 당연히 이 과정에서 체내에 축적된 단백질을 방출하게 되는데, 외상으로 스트레스를 받는 경우 하루에 약 15~25g의 단백질을 잃어버리게 된다. 그래서 스트레스를 많이 받는 현대인일수록 돼지고기와 같은 양질의 단백질을 풍부히 갖추고 있는 식품의 섭취가 더욱 필요하다.

필로는 우리가 아무리 과학이 발달한 현대 사회에 살아가고 있다 할지라도 감염증을 완벽하게 예방할 수 있다고 믿지 않는다. 게다가 현대 사회가 스트레스에서 자유로울 수 없는 한 감염증으로부터도 자유로울 수 없다. 여기서 중요한 키포인트는 감염방어는 생체방어시스템에 조그만 문제라도 생기면 완벽한 기능을 수행할 수 없다는 점이다. 따라서 나이를 불문하고 평소에 양질의 동물성단백질을 충분히 섭취하여 영양에 편중이 생기지 않게 하는 것이 완벽한 면역시스템 구축에 바람직하다. 간단히 말해 주기적으로 돼지고기를 먹는 것이 면역력 향상에 좋다는 말이다.

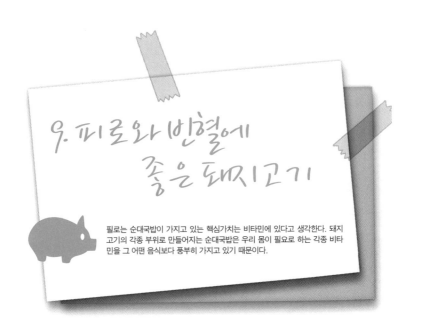

9. 피로와 빈혈에
좋은 돼지고기

필로는 순대국밥이 가지고 있는 핵심가치는 비타민에 있다고 생각한다. 돼지고기의 각종 부위로 만들어지는 순대국밥은 우리 몸이 필요로 하는 각종 비타민을 그 어떤 음식보다 풍부히 가지고 있기 때문이다.

　필로는 한 달에 한 번 정도 순대국밥을 즐겨 찾아먹는다. 돼지뼈를 푹 삶은 뜨끈뜨끈한 사골국물에 순대와 돼지고기를 반쯤 섞어 썰어 넣고, 거기에 파, 부추, 고추, 다진 마늘 등을 잔뜩 넣고 다대기로 간을 맞춘 다음, 마지막으로 공기밥을 한 그릇 말아 먹고 있으면 세상사 걱정 근심이 모두 잊어지고, 오로지 필로의 혀끝과 순대국밥의 내용물들이 연출해 내는 황홀한 맛의 세계만 남는다. 만약 거기에 삶은 간이나 허파 또는 내장 등이 서비스로 나와 깊은 맛의 된장에 찍혀 필로의 입속으로 들어오면, 금상첨화가 무슨 의미인지 그 참뜻을 충분히 알고도 남게 된다. 그리고 그렇게 순대국밥 한 뚝배기를 즐기고 나면 왠지 온몸에 기운이 솟는 것 같고, 기분도 좋아지며 정신도 맑아진다.

필로는 순대국밥이 가지고 있는 핵심가치는 비타민에 있다고 생각한다. 돼지고기의 각종 부위로 만들어지는 순대국밥은 우리 몸이 필요로 하는 각종 비타민을 그 어떤 음식보다 풍부히 가지고 있기 때문이다. 보통 사람들은 야채나 과일에만 비타민이 많이 들어 있다고 생각하지만 그것은 대단한 착각이다. 돼지고기나 돼지고기의 부산물, 즉 간, 내장, 허파 등에는 비타민 B군이 풍족하게 있으며, 특히 야채나 과일에 부족하기 쉬운 지용성비타민인 비타민 A나 D도 많이 함유되어 있다. 따라서 깨끗하게 씻은 돼지의 창자에 찹쌀, 숙주, 두부 등 각종 재료를 선지와 함께 버무린 순대소를 넣어 만든 순대, 그리고 그 순대를 돼지고기, 간, 내장, 허파 등과 함께 사골국물에 넣고 끓인 순대국밥이야말로 최고의 비타민 식품이라고 할 수 있다.

돼지고기가 비타민 B군을 많이 함유하고 있다는 것은 이미 잘 알려진 사실이다. 앞의 5장에서 설명한 바와 같이, 밥을 주식으로 하는 우리나라 사람들은 당분의 대사에 관여하는 티아민, 즉 비타민 B1이 부족하기 쉽다. 특히 티아민은 흰쌀밥(백미)을 많이 먹는 사람에게 부족하기 쉽고, 또 단음식이나 술을 좋아하는 사람, 그리고 운동선수도 부족하기 쉽다. 운동을 하면 근육에 축적된 글리코겐이 에너지로 바뀌게 되는데, 이때 비타민 B1이 촉매로 이용되기 때문이다. 또 머리나 신경을 혹사하는 사람도 비타민 B1의 소모가 많이 일어난다. 뇌나 신경세포는 포도당을 에너지원으로 사용하는데, 에너지를 만드는 당대사에 많은 비타민 B1이 이용되기 때문이다. 따라서 매일 비타민 B1이 풍부한 돼지고기를 섭취하는 것이 건강을 위해 바람직하다.

그런데 요즘 우리나라의 많은 사람들은 밥에 된장국 그리고 김치나 나물 등 채식위주의 식사가 마치 건강식인 것처럼 인식하고 있다. 하지만 사실 밥이나 빵과 같이 탄수화물로 편중된 식단은 비타민 B1의 부족을 불러오기 쉽다. 또한 인스턴트식품, 과자, 사탕, 술 등과 같이 당분이 함유되어 있는 식품을 많이 섭취하게 되면, 당분의 대사에 필수적인 비타민 B1의 소모가 커져 부족하게 된다. 만약 우리 몸에 비타민 B1이 부족하게 되면 에너지 대사가 조화를 이루지 못하여 피루빈산이나 젖산 등의 피로물질이 축적되기 때문에 현기증, 식욕부진, 피로, 전신의 권태감 등을 불러온다. 그리고 심한 경우에는 각기병이나 다발성신경염에 걸리게 된다. 노인들의 경우에는 노년성 치매증후군의 하나인 웨르니케증후군에 걸릴 수도 있다.

그러므로 필로는 비타민 B1을 풍부하게 함유하고 있는 돼지고기를 저렴한 가격에 손쉽게 먹을 수 있다는 것을 축복이라고 생각한다. 돼지고기는 비타민 B1이 다른 육류에 비해 6~10배나 많기 때문에 하루에 120g 정도만 섭취해도 1일 소요량을 만족시킬 수 있다. 그런데 비타민 B1은 조리에 의한 손실이 크므로 섭취를 많이 하는 것이 좋다고 알려져 있다. 조리방법 중에는 돼지고기를 삶았을 때가 가장 그 함량이 많이 남는다. 돼지고기를 삶으면 전체 비타민 B1 함유량의 절반 정도가 감소된다. 하지만 순대국밥처럼 국물과 함께 먹으면 80% 정도를 섭취할 수 있다.

한편, 2007년 국민건강영양조사에 따르면, 한국인에게 부족한 영양소 중 하나가 비타민 B2로 권장량 대비 섭취 비율이 82.5%에 불과했다. 특히 65세 이상 노인에서는 섭취율이 52.6%로 그 정도가 심했다. 또한 여성의 경우, 비타민 B2뿐만 아니라 비타민 B3도 91.3%로 섭취량이 부족했다. 우리나라 국민들은 중장년층을 넘어서면 돼지고기가 기름기가 많아 건강에 좋지 않을 것이라는 편견 때문에 나이가 들수록 더욱 먹지 않게 되는데, 이 같은 경향은 나이가 들수록 비타민 B군의 섭취가 줄어드는 결과와 관련성이 있어 보인다. 대한지역사회영양학회가 50~64세, 65~74세, 75세 이상 노인의 영양상태를 조사했더니, 나이가 들수록 비타민B1, B2, B3의 섭취율이 감소한 것으로 나

타났기 때문이다.[23]

비타민 B2는 3대 영양소의 보조효소로서 특히 지질의 대사와 밀접한 관계가 있으며, 간장의 역할을 강하게 하거나 독물을 해독하는 역할을 한다. 비타민 B2는 피지의 분비를 조절하는 작용이 있어 일명 '피부비타민'이라고 불린다. 따라서 피부에 관심이 많은 여성들은 비타민 B2가 부족하지 않도록 특별히 관리하는 것이 좋다. 비타민 B2가 부족하면 입 주변의 염증, 구강염이나 구순염, 설염이 발생하게 된다. 하지만 비타민 B2도 역시 돼지고기에 많이 들어 있으니 다행이다.

체내에서 단백질의 생성이나 대사에 관여하는 비타민 B6와 B12는 돼지고기 간에 많이 들어 있다. 간은 수용성비타민 B2, B6, B12가 많이 들어 있을 뿐만 아니라 지용성비타민 A, D도 풍부히 함유하고 있는 비타민의 보고(寶庫)라 할 수 있다. 특히 간은 비타민 A의 우수한 공급원인데, 비타민 A는 시각색소의 성분으로 역할을 하여 야맹증이나 시력의 저하를 막는다. 또한 비타민 A는 신체의 성장이나 생식의 유지, 상피세포의 정상화에도 관계한다. 따라서 비타민 A가 극도로 부족하게 되면 피부나 점막이 각질화되고 세균에 대한 저항력이 떨어지게 되며, 뼈

---

23) 조선일보(헬스조선 2008년 12월 2일). 기사에 따르면, 비타민 B1이 가장 풍부한 식품은 돼지고기로 삶았을 때 가장 함량이 높다. 비타민 B1이 풍부한 식품을 커피나 차와 함께 섭취하면 비타민 B1의 활성이 떨어진다.

나 치아의 발달이 늦어지고 성장도 중지하게 된다.

돼지고기의 비타민 A가 좋은 이유는 단백질과 마찬가지로 체내에서 효율적으로 이용되기 때문이다. 당근이나 호박 등 녹황색 야채에 함유되어 있는 베타-카로틴도 체내에서 필요시에는 비타민 A로 전환되지만, 즉효성이라는 측면에서는 간에 들어 있는 비타민 A와 비교가 되지 않는다. 간의 비타민 A는 소장에서 분해되어 레티놀(retinol)이라고 하는 물질로 전환되어 간장에서 저장되어 있다가 언제라도 재빠르게 비타민 A를 필요로 하는 기관에 공급하는 체계를 갖추고 있다.

돼지고기 간에는 비타민 A뿐만 아니라 뼈와 관계가 깊은 비타민 D도 많이 들어 있다. 또한 비타민 D와 마찬가지로 골다공증을 예방하는 것으로 알려진 비타민 K도 간에 들어 있다. 돼지고기의 간뿐만 아니라 콩팥이나 심장, 내장 등에도 야채로부터 섭취하기 어려운 단백질이나 미네랄이 많이 들어 있다. 따라서 채식만으로는 섭취하기 어려운 이 모든 비타민을 한 그릇의 뚝배기에 담고 있는 순대국밥이야말로 대한민국 최고의 비타민 음식이다.

🐷 🐷 🐷

필로의 아내는 순대국밥을 먹지 않는다. 필로가 몸에 좋다고 순대국밥을 권할 때마다 기겁을 하고 달아난다. 아무리 건강에 좋은 비타민이나 미네랄이 많이 들어 있다고 해도 너무 징그럽고 비위가 상해 도저히 먹을 수 없단다. 그리고 돼지고기 간, 내장, 허파 등이 비위생적이라 먹으면 배탈이 날 것이 확실하단다. 채식위주의 식사를 건강식이라 믿고 즐겨하는 아내는 만약 비타민이나 미네랄이 모자라면 종합비타민이나 철분강화제 같은 알약을 사서 먹으면 된다고 주장한다. 그러나 아내의 이런 생각과 주장은 하나는 알고 둘은 모르기 때문에 하는 말이다.

먼저 건강한 사람에게 있어 비타민이나 미네랄이라고 하는 것은 자연식품으로 섭취하는 것이지 화학적으로 조제된 알약으로 섭취하는 것이 아니다. 만약 자연식품으로 섭취하는데 실패하여 건강을 잃으면 그때 치료의 목적으로 알약 비타민이나 미네랄을 먹는 것이다. 건강한 사람이 질병을 예방한다고 알약으로 비타민이나 미네랄을 섭취하는 것은 음식으로 그것들을 섭취하겠다는 것을 포기하는 것과 같으며, 매일 먹는 음식으로도 충분한 비타민이나 미네랄이 섭취되기 때문에 자칫 과잉섭취가 될 수 있다. 만약 비타민이 과다하게 섭취되면 비타민 C와 같이 수용성인 것은 오줌을 통해 배설되기 때문에 큰 문제가 없지만, 비타민 A나 D와 같이 지용성인 것은 체내에 축적이 되어 과잉 장애가 일어날 수 있다. 이는 미네랄도 마찬가지다. 따라서 멀쩡한 사람이 비타민이나 미네랄을 알약으로 섭취하는 것은 매우 어리석은 짓이며, 다양한 자연식품을 통해 섭취하는 것이 현명한 것이다.

돼지고기가 징그럽거나 비위가 상해, 또는 비위생적으로 생각되어 못 먹겠다고 하는 것은 어려서부터 바른 식습관이 형성되지 못했기 때문이다. 일반적으로 편식이라는 나쁜 식습관은 생리적, 심리적 원인과 이를 유도하는 사회, 경제적인 요인 및 가정에서의 식사환경에 의하여 형성된다. 편식이 건강에 나쁜 이유는 고른 영양의 섭취가 이루어지지 않기 때문이며, 따라서 다양한 식단의 여러 가지 음식을 가리지 않고 골고루 먹는 습관을 어려서부터 형성하는 것이 건강을 위해 매우 중요하다. 돼지고기도 마찬가지이다. 부모가 어떤 이유로든지 돼지고기를 먹지 않으면 자녀들도 건강에 그렇게 좋은 돼지고기를 먹지 못하는 편식이 습관화될 수 있다.

올바른 식습관을 형성하기 위한 3가지의 기본원칙은 균형 있는 식단, 적당량의 식사, 특정 성분의 절제 있는 섭취이다. 균형, 적당, 절제, 이 3가지가 올바른 식습관을 위한 키워드이다. 여기서 균형 있는 식단이란 세상만사가 다 그러하듯이 식생활에도 균형이 필요하며, 우리의 식단에 모든 영양소들이 균형 있게 들어 있어야 한다는 것이다. 만약 등푸른 생선이 건강에 좋다고 해서 매일 매끼를 등푸른 생선만 먹는다면 오히려 건강을 망칠 수 있다. 우리의 몸은 다양한 영양성분을 적시에 적절히 공급해

주어야 생활의 원동력을 제공하는 대사 활동과 에너지 생산이 가능해지기 때문이다. 따라서 가급적 식단은 육류, 생선, 채소, 과일 등 여러 가지 식품들이 변화를 가지고 구성되는 것이 바람직하다.

돼지고기에는 야채나 과일 등에 부족하기 쉬운 비타민뿐만 아니라 미네랄도 충분히 들어 있기 때문에 현대인들의 건강을 위해 매우 좋은 식품이다. 우리 몸은 미네랄을 스스로 만들지 못하기 때문에 각종 식품을 통해 충분히 공급받아야 하는데, 돼지고기는 우수한 미네랄의 공급원이 된다. 돼지고기가 빈혈에 좋은 식품이라는 것은 잘 알려진 상식이다. 특히 간은 철(Fe)이나 아연(Zn)뿐만 아니라 구리(Cu), 망간(Mn) 등과 같은 미량원소를 많이 함유하고 있다. 돼지의 간은 소의 간보다 약 3배 이상의 철분을 함유하고 있는데, 이것이 빈혈인 사람에게 좋은 이유는 함량이 많을 뿐만 아니라 그 화학적 구조가 힘철(heme iron)이기 때문이다. 힘철은 흡수율이 20% 내외로 시금치 등에 들어 있는 비힘철의 흡수율이 약 5% 전후인 것을 생각하면 매우 높은 흡수율이다.

최근 차의과대학의 김재환 교수는 '삼겹살의 섭취가 대사성 질환예방에 미치는 영향'이라는 연구를 통해 돼지고기 섭취는 철결핍성 빈혈의 예방효과가 있다고 주장했다. 그는 2% 돼지고기 함유사료를 섭취한 실험군이 그렇지 않은 대조군에 비해 산소를 운반하는 헤모글로빈, 적혈구 한 개에 포함된 헤모글로빈 용량, 평균 적혈수의 부피 등이 증가했다고 발표하였다.[24] 김재환 교수의 연구결과는 돼지고기의 철분이 얼마나 빈혈에 좋은 지를 잘 보여주는 것이다. 돼지고기를 통해 흡수된 철분은 적혈 구인 헤모글로빈의 중심에 위치하고 산소와 결합하여 그 운반을 담당한다. 만약 헤모글로빈의 함량이 감소되면 체내에 산소가 충분히 공급되지 않는 철분결핍성 빈혈에 걸리게 된다. 그 결과 피부가 청백색으로 변하고 쉽게 피곤해지며 가슴이 울렁거리고 숨이 차며 식욕부진에 빠지게 된다.

돼지고기 간에는 100g당 약 24mg의 철분이 들어 있다. 이것은 흡수율이 5% 정도밖에 되지 않는 야채에 들어 있는 함량보다 최소 3배 이상 많은 것으로, 흡수율이 20%인 것을 감안하면 약 5mg 정도가 흡수된다는 계산이다. 따라서 성인남자의 하루 철분소요량이 5~9mg이기 때문에 약 100g 정도만 먹어도 충분히 보충할 수 있다. 게다가 돼지고기가 철분의 흡수에 좋은 또 다른 이유는 양질의 돼지고기 단백질이 야채 등에 있는 비힘철의 흡수를 돕기 때문이다. 즉, 무잎이나 시금치 등 나름 철분이 많이 들어 있는 야채를 돼지고기와 함께 섭취하면 매우 조화로운 철분의 흡수가 일어난다.

---

24) 김재환(2010년 1월 28일). 국산 돼지고기 우수성 입증을 위한 연구결과 발표: 삼겹살의 섭취가 대사성 질환예방에 미치는 영향, 양돈자조금관리위원회.

여기에 덧붙여, 돼지고기 간에는 헤모글로빈에 철분을 건네주는 역할을 하는 구리도 많이 들어 있다. 구리가 부족하면 간장 등에 저장된 철분이 유리되지 않기 때문에 철분 부족에 따른 빈혈이 된다. 빈혈의 치료나 예방에는 구리도 필요한데 돼지고기는 철과 구리를 모두 갖추고 있기 때문에 확실히 빈혈예방에 효과적인 식품이라 할 수 있다. 또한 돼지고기는 아연의 공급원으로서도 중요한 식품이다. 아연은 체내에서 산소의 역할을 돕는 보조효소의 역할을 하는데, 성장이나 생식기능에 관계하여 핵산이나 단백질의 합성에 필수적인 미네랄이다. 근래에는 아연의 부족에 의한 미각(味覺)장애가 문제가 되는 등 잠재적인 결핍이 우려되지만, 이 또한 돼지고기나 순대국밥 한 그릇으로 충분히 해결할 수 있다.

이와 같이 돼지고기에 들어 있는 미네랄은 비타민과 마찬가지로 생체 내에서 세포의 기능이나 효소의 역할을 돕는다. 일반적으로 생체 내에서 일어나는 대부분의 생화학적 반응은 각종 효소가 촉매의 역할을 하여 원활하게 촉진되는데, 효소가 활성화되기 위해서는 미네랄 같은 미량성분들의 도움을 받아야 한다. 만약 체내에 미네랄이 부족하게 되면 효소가 활성화되지 않기 때문에 체내 생화학적 반응이 제대로 이루어지지 않는다. 한마디로 몸의 상태가 붕괴된다는 말이다. 따라서 항상 적정한 미네랄 함량의 유지가 필요한데, 미네랄이라는 것은 어떤 특정 식품 하나로부터 충분히 보급받기 힘들다. 채식위주의 편식을 하면 몸이 필요로 하는 다양한 미네랄을 충분히 섭취할 수 없으므로 돼지고기나 순대국밥같이 미네랄이 풍부한 식품을 종종 먹어야 한다는 소리다.

그런데 21세기 대한민국은 선진국의 대열에 들어서면서 우리의 식단이 미네랄의 결핍증에서 완전히 벗어난 것처럼 착각하고 있다. 간편하게 먹을 수 있는 인스턴트식품이나 가공식품들은 각종 영양성분을 골고루 함유하고 있다고 광고하고 있으며, 칼슘이나 철분 같은 특정 성분을 강화했다는 식품들도 범람하고 있다. 채식주의자들은 채식위주의 식사에 철분이 모자라면 약국에서 철분강화제를 구입해 먹으면 된다고 생각한다. 정말 약국에 가보면 철분제재뿐만 아니라 각종 미네랄제재들이 즐비하게 진열되어 있다. 그러나 우리가 분명히 알아야 할 것은 식생활이 가공식품에 편중되거나 채식위주의 편식이 되면 미량영양소의 균형이 깨지기 쉽다는 사실이다. 그리고 이렇게 몸의 균형이 깨지면 정말 치료의 목적으로 미네랄이나 비타민제재를 알약으로 복용해야만 한다.

그런 점에서 필로는 최근 우리의 식생활이 간편식으로 변하면서 미네랄의 균형이 점차 붕괴되고 있는 것 같아 안타깝다. 모든 식품의 정제도가 크게 발달한 것이 미네랄 붕괴의 주요원인데, 우리가 주식으로 먹고 있는 쌀도 과거에는 현미나 절반 정도 정제된 것으로 밥을 해먹었으나 요즈음에는 정백미가 주류를 이루고 있다. 또한 설탕이나 밀가루도 잘 정제된 하얀 것밖에 없다. 문제는 이렇게 정제도가 좋을수록 전반적으로 미네랄의 함량은 감소할 수밖에 없다는 사실이다. 여기에 엎친데 덮친다고 인스턴트식품과 같은 가공식품들의 정제도는 더욱 높고, 게다가 장기간 유통을 위한 보존제로 인의 일종인 폴리인산(Poly-phosphoric acid)을 함유하고 있다.

상업적으로 만들어지는 간편가공식품은 맛을 진하게 하기 위해 식염을 첨가하거나 기름에 튀긴 것들이 많다. 그런데 기름은 미네랄을 전혀 함유하고 있지 않으며 식염은 나트륨의 과잉섭취를 유발한다. 따라서 현대인들이 즐겨먹는 스낵이나 패스트푸드와 같은 식품들은 미네랄의 균형을 잃게 만들 위험성이 매우 높다.

성인여성들의 미네랄 균형이 붕괴되는 주요 이유는 체중을 줄이기 위한 다이어트이다. 체중감량을 위해 지나치게 음식의 섭취량을 줄이거나 또는 특정 음식 위주로 편식을 하게 되면 철이나 아연의 잠재적 결핍증이 생길 수 있다.

그래서 그런지 요즘 우리 주변을 보면 특별히 어떤 질환에 걸린 것도 아닌데 어딘지 모르게 몸이 나른하고 피곤하며 부정기적으로 몸이 괴롭다고 호소하는 사람들이 늘어나고 있다. 예전에는 없던 질병, 즉 현대인의 질병인 부정수소(不定愁訴)증후군에 걸린 것이다. 의사들이나 영양학자들에 따르면 부정수소증후군은 특정 비타민이나 미네랄의 결핍이 원인이라고 한다. 따라서 부정수소증후군에 걸린 사람들은 비타민이나 미네랄을 알약으로 먹어야 한다. 하지만 평소 밥에 된장국만 먹는 사람이라도 종종 돼지고기를 먹거나 그것도 여의치 않으면 순대국밥이라도 한 그릇씩 먹어주면 절대로 부정수소증후군 같은 것에 걸리지 않는다. 돼지고기는 비타민뿐만 아니라 다양한 미네랄을 풍부히 함유하고 있기 때문이다.

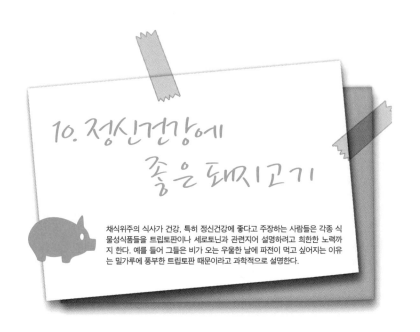

10. 정신건강에 좋은 돼지고기

채식위주의 식사가 건강, 특히 정신건강에 좋다고 주장하는 사람들은 각종 식물성식품들을 트립토판이나 세로토닌과 관련지어 설명하려고 희한한 노력까지 한다. 예를 들어 그들은 비가 오는 우울한 날에 파전이 먹고 싶어지는 이유는 밀가루에 풍부한 트립토판 때문이라고 과학적으로 설명한다.

　필로는 건강한 몸에 건강한 정신이 깃든다고 믿는다. 그러나 반대로 건강한 정신에 건강한 몸이 깃든다고도 믿는다. 그래서 사람들은 일상에서 건강한 정신을 항상 유지하는 것이 신체의 건강을 위해 무엇보다 중요하다. 하지만 복잡한 현대 사회를 살아가는 현대인들은 다양한 스트레스로부터 자유로울 수 없기 때문에 건강한 정신을 항상 유지하고 사는 것이 그리 쉽지만은 않다. 그래서 최근 우리나라도 우울증이 사회적인 큰 문제로 대두되고 있다. 경제난과 가정해체, 노령화, 실업, 직장에서의 과도한 스트레스, 가치관 변화 등 복합적인 사회문제로 우울증에 시달리는 사람이 급증하고 있는 셈이다.

　현재 우리나라 사망원인 중 1위는 암이며, 2위는 뇌혈관 질환, 3위는 심장 질환, 그리고 4위가 자살인데, 자살의 대부분이 우울증 때문에 발생한다. 건강보험심사평가원에 따르면 2007년 병원에서 치료를 받은 우울증 환자는 52만 명에 달하고, 병원 치료를 받지 않는 숫자까지 합친다면 우리나라의 우울증 환자는 최소 200만 명 이상으로 추정된다고 한다. 그래서 그런지 대한민국은 인구 10만 명당 21.5명이 자살을 하고 있으며, 지난 몇 년 동안 OECD 회원국 중 자살률 1위를 차지하고 있다. OECD 회원국의 평균 자살률이 11.1명인 것을 감안하면 우리는 약 2배나 높은 자살률을 기록하고 있는 셈이다.

　그런데 최근 평소 섭취하는 음식으로도 어느 정도 우울증을 예방할 수 있다는 주장이 힘을 받고 있다. 소위 '푸드테라피'로 불리는 것이 바로 그것이다. 예를 들어 지글지글 타오르는 돼지갈비 한 점을 상추에 싸서 입 안 가득 넣고 씹다보면 짜증이 가라앉는다는 것이다. 돼지고기의 감칠맛도 짜증을 가라앉히는데 일조하지만, 과학적으로 비타민 F라 불리는 아라키돈산이 돼지고기 속에 풍부히 들어 있어 기분을 좋게 만들고, 여기에 신경 안정에 도움이 되는 비타민 B1이 많이 함유돼 있는 상추를 쌈으로 곁들이면 더욱 좋다는 설명이다. 물론 비타민 B1은 돼지고기에도 많이 들어 있다.

필로는 우리나라 제1호 푸드테라피스트 김연수 씨(한국푸드테라피협회 대표)의 "우리 아이 방학 중에 챙겨야 할 음식 베스트 5"라는 강연내용을 접한 적이 있다. '내 아이를 위한 음식테라피'라는 책도 발간한 그녀에 따르면, 돼지고기, 바나나, 멸치, 오미자, 브로콜리가 방학 중에 아이들에게 챙겨먹어야 하는 5가지 음식이다. 긍정적인 마인드를 부르는 돼지고기는 아라키돈산이 많아 기운이 없고 의기소침해져 부정마인드를 불러일으키기 쉬운 아이들에게 좋단다. 또 기분 좋은 잠을 부르는 바나나는 트립토판이 많고, 차분함을 부르는 멸치는 칼슘이 많아 뇌신경흥분을 가라앉히며, 집중력을 부르는 오미자는 신경세포 사이를 원활하게 소통시킨단다. 그리고 마지막으로 균형 있는 두뇌환경을 만드는 브로콜리는 신경세포를 건강히 지켜주는 비타민 C가 많아 좋단다.

필로도 돼지고기를 즐겨 먹으면 성격이 긍정적으로 변하고 우울증과 같은 질병을 예방하는데 기여한다고 생각한다. 그 이유는 여러 가지가 있지만 기본적으로 돼지고기 단백질의 우수한 아미노산 조성, 특히 필수아미노산 중 하나인 트립토판의 함량에 기초한다. 트립토판은 사람의 정신건강에 영향을 주는 물질로서 중추신경계에 함유되어 있는 세로토닌이라는 물질의 원료가 된다. 이미 많은 연구를 통해 뇌 속에 세로토닌의 함량이 증가되면 정신이 맑아지고 만족감이나 행복감이 넘쳐나 최적의 수면을 할 수 있게 된다고 알려져 있다.[25] 그래서 우울증 환자들의 뇌 속에는 세로토닌이 정상인보다 부족한데, 만약 트립토판이 많이 들어 있는 돼지고기를 지속적으로 먹으면 우울증 치료에 도움이 될 수 있을 것으로 생각된다.

그런데 돼지고기가 트립토판 및 세로토닌과 관련하여 정신건강에 이로울 수 있다는 사실은 그리 잘 알려져 있지 않다. 그 이유는 근래에 밝혀진 세로토닌의 효과를 많은 의사나 식품학자들이 각종 식품류와 관련지어 설명하면서, 많이 섭취하면 건강에 좋지 않을 것으로 의심되는 돼지고기를 의도적으로 회피했기 때문이다. 위에 소개한 푸드테라피스트 김연수 씨도 바나나에는 트립토판이 많아, 즉 세로토닌을 많이 생성하기 때문에 기분 좋은 잠을 부른다고 설명을 한다. 그러나 돼지고기에는 바나나보다 25배나 많은 트립토판이 들어 있다.

채식위주의 식사가 건강, 특히 정신건강에 좋다고 주장하는 사람들은 각종 식물성식품들을 트립토판이나 세로토닌과 관련지어 설명하려고 희한한 노력까지 한다. 예를 들어 그들은 비가 오는 우울한 날에 파전이 먹고 싶어지는 이유는 밀가루에 풍부

---

25) 위키백과에 나오는 세로토닌에 대한 설명의 서두는 다음과 같다. 세로토닌(영어: serotonin, 5-Hydroxytryptamine (5-HT))은 두뇌화학 물질 중 하나이다. 최근 우울증, 또는 공황장애나 섭식장애 등을 겪고 있는 사람들이 많아지고 있으며, 더 나아가 문제행동을 보이는 학생들, 폭행, 살인과 자살 소식들이 하루가 멀다 하고 들려오고 있다. 서로간의 구체적인 연관관계를 딱 집어 말하기 힘들어 보이지만, 이러한 현상들은 모두 세로토닌 신경과 깊은 관련이 있다.

한 트립토판 때문이라고 과학적으로 설명한다. 즉, 밀가루에는 사람의 감정을 조절하는 세로토닌이라는 성분을 구성하는 단백질, 아미노산, 비타민 B 등이 다량 함유되어 있어 비오는 날에 밀가루 음식을 먹으면 우울한 기분은 물론 우수나 감상에 젖어 기분이 처지는 것을 막아준다는 것이다. 그러나 이렇게 말하는 식품학자, 영양학자, 의사 또는 한의사들의 주장에는 과학적인 오류가 많다.

그들은 밀가루에는 글루텐이란 단백질이 약 10~15%로 많은 양이 들어 있다고 하면서, 글루텐을 구성하는 트립토판을 세로토닌으로 연결시킨다. 하지만 글루텐에 들어 있는 단백질의 양이라는 것은 돼지고기의 단백질 함량인 20%보다 훨씬 적은 양이다. 그리고 글루텐의 아미노산 조성을 살펴보면, 글루타민과 프롤린이 전체의 50% 내외를 차지하고 있으며 페닐알라닌과 글리신 등도 글루텐의 주요 아미노산이다.[26] 따라서 밀가루 단백질을 구성하는 20종류의 아미노산 중 위의 4가지가 거의 대부분을 차지하고 있기 때문에 나머지 15~16개의 아미노산은 거의 미량으로 존재한다. 실제로 USDA National Nutrient Database에 따르면, 트립토판은 밀가루의 아미노산 중 가장 적은 함량을 차지한다. 100g의 밀가루에는 0.113g의 트립토판만

---

26) Chemistry of gluten proteins, Food Microbiology 24 (2007), 115-119.

이 존재한다.

또한 체내에 섭취되는 트립토판이 전부 세로토닌이 되는 것도 아니다. 세로토닌의 양은 트립토판이 많은 음식을 섭취했다고 비례해서 늘어나는 것이 아니라, 식품을 구성하는 트립토판과 페닐알라닌 및 루이신의 비율에 의존한다. 위키피디어 (Wikipedia)[27]에 따르면, 상대적으로 트립토판이 많은 음식은 밀가루보다 육류, 특히 돼지고기에 많이 들어 있다고 했다. 식품 100g당 트립토판의 양은 돼지고기가 0.25g인 반면, 닭고기는 0.24g, 소고기는 0.23g이고 밀가루는 0.13g 밖에 안 된다. 최근 바나나가 트립토판이 많아 다이어트에 좋다고 많이 알려져 있지만, 사실 바나나는 100g 당 트립토판이 0.01g으로 밀가루보다 훨씬 적게 들어 있다.

그러므로 필로는 비가 오는 우울한 날에는 밀가루로 만든 파전을 먹는 것보다 돼지갈비를 지글지글 구워 상추에 싸서 먹는 것이 기분을 좋게 만드는데 몇 배의 효과가 있다고 생각한다. 돼지고기에는 우울증, 수면부족, 불안증 등에 신경안정제, 항우울제, 수면제 등과 같은 역할을 한다는 세로토닌, 그 세로토닌의 전구체인 트립토판이 밀가루보다 2배나 많이 들어 있기 때문이다. 돼지고기를 먹으면 채식위주의 식사를 하는 것보다 정

---

27) 개방형 소스 방식으로 운영하는 무료 인터넷 백과사전.

신건강에 좋다는 말이다.

⠀⠀⠀🐷 🐷 🐷

　확실히 요즘 정신건강과 관련한 키워드의 대세는 세로토닌이다. 불과 몇 년 전만 하더라도 대부분의 의사나 영양학자들은 사람의 기분을 좋게 하고 건강하게 만드는 물질로 엔돌핀을 말했는데, 요즘엔 누구나가 세로토닌을 말한다. 마치 유행처럼 이제 엔돌핀의 시대는 가고 세로토닌의 시대가 온 것이다. 유행에 민감한 각종 건강관련 언론들도 정체불명의 근거도 없는 자료들을 세로토닌과 연결시켜 설명하기도 한다. 다음은 필로가 유명 일간지 신문에서 읽은 기사의 일부이다.

　"고온다습한 장마철에는 이유 없이 기분이 침체되는 경우가 많다. 이는 일조량이 적어지면서 빛의 양과 비례하여 분비되는 세로토닌의 양이 낮아지기 때문이다. 세로토닌은 사람의 기분과 밀접한 관계가 있는 호르몬으로, 이 호르몬이 결핍되면 감정이 불안해지고 생체리듬이 깨진다. (중략) 특히 필수 영양소 중에서도 '트립토판'이라 불리는 필수아미노산은 소위 '행복의 호르몬'이라 불리는 세로토닌 분비를 촉진시켜 기분을 업그레이드시킨다. 트립토판은 바나나, 우유, 치즈와 같은 유제품 및 콩, 닭고기 등 일부 식품에 포함돼 있는데, 체내에서 합성이 되지 않아 반드시 식품을 통해 섭취해야 한다."

필로는 위의 신문기사를 읽으며 황당함을 감출 수 없었다. 세로토닌에 대해 설명을 하면서 돼지고기는 전혀 언급도 하지 않았기 때문이었다. 바나나의 트립토판 함량보다 25배나 많은 돼지고기를, 육류 중에 트립토판을 가장 많이 함유하고 있는 돼지고기를 언급도 하지 않은 이유는 무엇일까? 기사는 대신 "여름철 보양음식으로 가장 사랑받는 닭고기는 100g당 트립토판 함량이 250mg으로 토마토나 당근의 10mg에 비해 월등히 높다. 닭고기에는 또 적혈구 생성을 돕는 비타민 B가 풍부해 뇌에 산소 공급을 원활히 해주며, 칼로리 또한 다른 단백질 식품보다 낮아 살이 찔 걱정을 하지 않아도 된다"고 연결된다. 이쯤 되면 기자가 이 기사를 쓴 목적이 무엇인지 분명해 보인다.

이처럼 우리 주변에는 잘못된 정보나 왜곡된 정보가 너무나 많이 존재하고 있다. 돼지고기와 관련해서도 이런 정보들은 부지기수로 많이 있는데, "나이가 많아지면 기름기 많은 돼지고기를 피하고 깔끔한 식사를 하는 것이 좋다"라든가 "동물성식품인 돼지고기를 먹으면 성격이 동물처럼 난폭해진다"와 같은 황당한 말들도 있다. 그러나 이런 말들은 사실이 아닐 뿐만 아니라 사실과 정반대의 말이다. 나이가 들수록 채식을 하게 되면 양질의 단백질 부족으로 고혈압이 촉진되고 뇌혈관이 약화되어 뇌졸중을 불러온다는 것은 이미 과학적으로 밝혀진 사실이다.

또 동물성지방이 어느 정도 있는 돼지고기를 많이 먹어야 하는 이유는, 만약 혈중 콜레스테롤이 기준치 이하로 내려가면 우울증에 걸리기 쉽고 성격도 난폭해지기 때문이다.

현대인들의 우울증을 유발하는 다양한 종류의 스트레스는 혈중 콜레스테롤 수치에 커다란 영향을 미친다. 사람은 스트레스를 받으면 혈중 콜레스테롤 수치가 높아지면서 동시에 혈액의 응고시간도 단축되어 혈전이 만들어지기 쉬워진다. 즉, 동맥경화나 심장병의 커다란 원인이 된다는 말이다. 스트레스를 받으면 교감신경이 흥분되어 아드레날린이 방출되고, 아드레날린은 혈소판을 자극하여 세로토닌을 방출시킨다. 사실 세로토닌은 혈전을 유발하는 역할을 하는데, 혈소판에서 세로토닌이 방출되면 이것이 혈소판을 한곳으로 모아 굳어지게 한다. 세로토닌의 세로(cero)는 혈청, 토닌(tonin)은 수축이라는 의미만 보아도 세로토닌이 혈관을 수축시키는 역할을 한다는 것을 쉽게 짐작할 수 있다.

하지만 세로토닌은 뇌 속에도 들어 있어 신경의 정보를 전달하는 신경전달물질로서도 역할을 한다. 그래서 앞에서 설명한 바와 같이 우울증과도 관련이 있는데, 우울증 환자의 뇌에는 세로토닌의 농도가 정상인보다 훨씬 낮다. 연구실험에 따르면, 신경과 신경줄기 결이 있는 곳에 세로토닌의 농도를 낮추는 약을 사용하면 우울증 상태로 빠져 자살하는 확률이 높아진다는 보고도 있다. 이처럼 세로토닌은 혈액을 응고시키는 역할과 동시에 감정을 지배하는 역할을 하는 이율배반적인 물질이다. 혈중 세로토닌 농도가 증가하면 우울증에서 벗어날 수 있으나 혈관을 수축시키고 혈전을 만들어 협심증이나 심근경색 또는 뇌졸중을 불러올 수도 있는 것이다.[28]

그런데 콜레스테롤도 세로토닌과 유사한 역할을 한다. 나이가 들면서 혈중 콜레스테롤 수치가 낮아지면 우울증 상태가 되기 쉬워지는 것이다. 따라서 나이가 들수록 콜레스테롤 수치가 낮아지지 않도록 관리를 해야 한다. 우울증 환자의 혈액을 조사한 결과를 보면, 혈중 세로토닌 수치가 낮은 사람이 콜레스테롤 수치도 낮아 둘의 상관관계가 밀접함을 알 수 있다. 혈중 콜레스테롤 수치가 낮아질수록 성격이 폭력적이 되는데 그 이유는 세로토닌이 부족하기 때문이라는 연구결과도 있다. 따라서 여러 가지 영양소를 균형 있게 섭취하는 식사로 콜레스테롤과 세로토닌의 함량이 기준치보다 낮아지지 않도록 하는 것이 중요하다.

보통 사람들은 채식이 좋다고 주장하는 사람들의 말만 믿고 동물성단백질이 풍부한 돼지고기를 지방이 많다는 이유로, 즉 혈중 콜레스테롤 수치를 상승시킨다고 생각하여 섭취를 꺼려한

---

28) 다까다 아키까즈(高田明和), 松醫科大學教授, 식육과 건강에 관한 포럼(2006), 일본식육소비자종합센터.

다. 하지만 콜레스테롤은 뒤에 자세히 다루겠지만 지나치게 높아도 안 좋지만 지나치게 낮아도 좋지 않다. 따라서 세로토닌의 원재료인 트립토판이 풍부한 돼지고기를 콜레스테롤의 원재료인 지질이 많다는 이유로 섭취하지 않는 것은 바람직하지 않다. 특히 중장년층을 넘어서는 어른들은 우울한 감정에 빠지지 않기 위해서라도 매일 적정한 양의 돼지고기를 부족하지 않도록 섭취할 필요가 있다. 돼지고기에는 세로토닌을 만드는 트립토판뿐만 아니라 뇌에 상당히 좋은 영향을 미치는 아난다마이트를 만드는 아라키돈산도 풍부하기 때문이다.

아난다마이트(Ananda Maite)는 최근에 발견된 물질로서 돼지고기의 세포막에 풍부히 함유되어 있는 지방산의 일종인 아라키돈산으로부터 만들어진다. 아라키돈산은 필수(불포화)지방산의 하나로 감마리놀렌산과 함께 비타민 F로 불릴 만큼 생리활성에 좋은 역할을 한다. 물론 필수지방산이기 때문에 체내에서 합성이 되지 않고, 따라서 반드시 음식물로 섭취를 하여야 하는데 돼지고기에 특히 많이 들어 있다. 아라키돈산은 체내에서 프로스타글란딘(prostaglandin)이라고 하는 생리활성물질로 변환되어 면역계나 신경계의 기능조절과 혈압조절 등에 관여하여 질병예방이나 감정조절 등을 한다. 또한 아라키돈산은 아난다마이트의 전구체가 된다.

아난다마이트는 운동을 하면 뇌에 작용하여 상쾌한 기분이

나게 만드는 엔돌핀과 유사한 작용을 하여 사람을 행복하고 유쾌하게 만들거나 통증을 완화하는 효과가 있는 것으로 알려져 있다.

아난다마이트의 아난다(Ananda)는 산스크리트어(梵語)로 지복(至福)이라는, 즉 최고의 평안한 상태를 의미한다. 아직 아난다마이트에 대해서는 세로토닌처럼 명확하게 밝혀지지 않았지만, 분명한 것은 돼지고기에 풍부한 아라키돈산으로부터 만들어진다는 사실이다. 따라서 돼지고기를 먹으면 행복감이나 유쾌한 기분이 드는 이유는 바로 뇌에 작용하는 아난다마이트 때문이라고 할 수 있다.

흔히 우울증을 '마음의 감기'라고 말한다. 그건 누구나 몸의 컨디션이 안 좋으면 쉽게 감기에 걸릴 수 있는 것처럼 우울증도 마음의 컨디션이 안 좋으면 누구나 쉽게 걸릴 수 있는 병이기 때문이다. 이 마음의 병은 정신이상이나 의지력이 약한 사람만이 걸리는 것이 아니라 누구나 감정의 균형을 잃게 되면 걸릴 수 있는 것으로, 그 감정의 균형이란 균형 있는 영양소를 공급받지 못하면 쉽게 잃게 된다. 즉, 고른 영양소를 섭취하면 몸에 감염력이 생겨 감기에 걸리지 않는 것처럼 우울증에도 걸리지 않게 된다. 따라서 채식과 같은 편식이 아니라 육식과 같은 균형식이 건강한 정신을 위해서도 좋은데, 특히 뇌신경에 영향을 미쳐 기분을 좋게 만드는 세로토닌이나 아난다마이트의 원료물

질인 트립토판과 아라키돈산을 많이 함유하고 있는 돼지고기를
자주 먹는 것이 좋다.

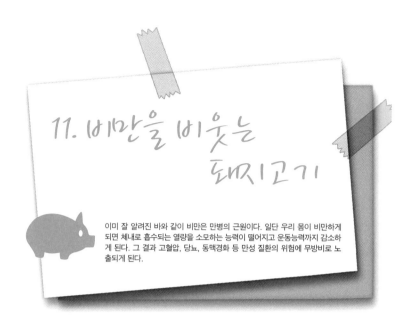

11. 비만을 비웃는 돼지고기

이미 잘 알려진 바와 같이 비만은 만병의 근원이다. 일단 우리 몸이 비만하게 되면 체내로 흡수되는 열량을 소모하는 능력이 떨어지고 운동능력까지 감소하게 된다. 그 결과 고혈압, 당뇨, 동맥경화 등 만성 질환의 위험에 무방비로 노출되게 된다.

돼지고기예찬의 필로가 사람들에게 가장 자주 듣는 말이 "지방이 많은 돼지고기를 먹으면 뚱뚱해지지 않나요?"라는 질문이다. 비만은 당뇨병, 고지혈증, 동맥경화 등 모든 성인병의 위험요소로 알려져 있기 때문에, 돼지고기가 아무리 맛이 있어도 지방이 많아서 먹기 꺼려진다는 말이다. 하지만 돼지고기=지방=비만으로 생각하는 것은 대단한 착각이다. 돼지고기 중 삼겹살은 확실히 지방이 많은 부위지만, 다른 부위들은 지방은 적고 대신 양질의 단백질이 풍부하기 때문이다. 또 돼지고기의 지방을 섭취하면 바로 비만이 된다는 생각도 교정되어야 할 편견인데, 이는 돼지고기의 지방에 대해 그릇된 정보들을 너무 많이 들어왔기 때문이다. 사실 밥과 국, 그리고 반찬이 주식인 우리나라 사람들의 식단이 서구화되면서 비만율이 높아지긴 했지만, 그런 비만을 주도하는 것은 돼지고기의 지방이라기보다 인스턴트식품의 지방이나 탄수화물인 당분이다.

이미 잘 알려진 바와 같이 비만은 만병의 근원이다. 일단 우리 몸이 비만하게 되면 체내로 흡수되는 열량을 소모하는 능력이 떨어지고 운동능력까지 감소하게 된다. 그 결과 고혈압, 당뇨, 동맥경화 등 만성질환의 위험에 무방비로 노출되게 된다. 따라서 비만은 이제 개인적인 문제를 떠나 범국가적인 문제로 인식되고 있으며, 지난 2003년 세계보건기구(WHO)는 '비만과의 전쟁'을 선포하기에 이르렀다. 비만은 더 이상 한 개인이나 한 나라의 문제가 아니라 세계 모두의 문제가 된 것이다. 실제로 각종 자료에 따르면, 전 세계 성인 가운데 10억 명이 과체중이고, 전체 국민의 30% 이상이 과체중이며, 특히 청소년의 경우 5명 중 1명이 비만이라고 한다. 여기에 더욱 심각한 문제는 비만의 가속화가 너무 빠르게 진행되고 있다는 사실이다. 그래서 오늘날 비만은 '세계에서 가장 빨리 확산되는 질병'으로 불린다. 지난 10년 동안 세계의 비만인구는 두 배 가까이 늘어났는데, 이렇게 빠른 속도로 확산된 질병은 역사상 없었다. 그래서 사람들은 에이즈(AIDS)가 인류의 건강을 위협하는 20세기 최대의 질병이었다면, 21세기의 최대의 질병은 비만이라고 경고하고 있다.

그렇다면 왜 현대인들은 비만이라는 질병에 시달리고 있는 것일까? 일반적으로 우리나라 남자들은 운동량은 적고 음주의 횟수가 많은 것이 비만의 주원인인 것으로 알려지고 있다. 또 전문직이나 사무직 또는 학생의 경우는 앉아서 일하거나 공부하는 시간이 많은 것도 비만의 주요인이 된다. 물론 운동량의 부족 못지않게 고칼로리 또는 고지방 식사도 비만의 주요인이다. 따라서 스트레스가 많고 복잡한 일들에 시달리는 현대인들이 비만을 피하고 적절한 체중을 유지하기 위해서는 그 무엇보다 우선 바른 식습관을 가지는 것이 중요하다. 여기에 덧붙여 섭취된 영양소가 지방으로 전환되어 축적되지 않도록 규칙적인 운동을 하거나 가급적 몸을 많이 움직이는 습관이 필요하다.

필로는 어떤 식품이든 아무리 몸에 좋은 것이라 할지라도 과하면 오히려 몸에 해를 끼친다고 믿는다. 그래서 운동도 지나치지 않게 적당히 해야 하고, 먹는 것도 골고루 적당히 먹는 것이 건강을 위해 참으로 중요하다. 특히 먹는 것은 과해서 좋을 것이 하나도 없으며, 특정 음식을 편식한다거나 또는 절식하는 것은 매우 바람직하지 않다. 태초에 인간은 하나의 위를 가진 잡식동물로 창조되었기 때문에 위가 4개인 반추동물이나 초식동물처럼 채식만 하거나 또는 육식동물처럼 육식만 해서는 건강히 살아갈 수 없다. 그러므로 건강을 지키는 바람직한 식습관이란 돼지고기를 너무 많이 자주 먹어서도 안 되겠지만, 그렇다고 절대로 먹지 않아서도 안 된다는 말이다. 즉, 돼지고기, 소고기, 닭고기, 물고기, 야채, 과일, 두부, 된장국, 밥 등 모든 식품을 골고루 섭취하는 것이 바람직한 식습관이다.

상식적인 말이지만 비만을 피하기 위해서는 가급적 고칼로리나 고지방 식품을 피하고 고단백질, 고섬유질 식품 위주로 식사를 하는 것이 좋다. 그래서 최근에는 닭가슴살(고단백질)과 고구마(고섬유질)가 다이어트에 좋은 식품이라고 많이 알려져 있다. 그런데 사실 돼지고기는 닭가슴살과 동일한 고단백질 식품임에도 불구하고 다이어트를 하는 사람들에게 최대의 적으로 여겨지고 있다. 물론 돼지고기하면 지방함량이 많은 삼겹살이 먼저 머리에 떠오르기 때문이겠지만, 지방함량이 적은 안심살, 뒷다리살, 앞다리살 같은 부위는 혈당지수(GI)가 평균 46으로 닭가슴살의 45와 거의 동등하다.[29] 또한 영양성분도 단백질, 비타민, 나트륨, 칼륨 등은 닭가슴살과 비슷하지만, 식욕을 조절하는 아연이나 비타민은 돼지고기에 월등히 많이 포함되어 있다. 즉, 영양성분이 좋은 돼지고기가 닭가슴살보다 다이어트에 더 많은

---

29) 마이데일리(2010년 9월 30일). 이 기사에서 명동비만클리닉 쥬비스 명동점 조인채 다이어트 컨설턴트는 돼지고기의 안심과 닭가슴살의 혈당지수(GI)는 동등하지만 식욕을 조절하는 아연성분이나 비타민은 돼지고기에 더 많이 포함되어 있어 돼지고기가 다이어트에 많은 도움이 된다고 주장한다.

도움이 된다는 말이다.

돼지고기와 같은 고단백질 식품이 다이어트에 좋다는 것은[30] 서울대학병원 가정의학과 조비룡 교수의 연구에서도 밝혀졌다.[31] 조비룡 교수는 뚱뚱한 대사증후군 환자 75명을 두 그룹으로 나눠, A그룹에는 단백질, 탄수화물, 지방 비율을 15%, 65%, 20%로 한 식사, B그룹에는 단백질 비율을 2배 높여 단백질 30%, 탄수화물 50%, 지방 20%로 한 식사를 제공했다. A그룹에 제공된 영양 비율은 대한영양학회의 권고를 따른 것이고, B그룹은 허용범위 안에서 단백질 비율을 높인 것이다. 하루 총 열량은 양쪽 모두 남성은 1,500kcal, 여성은 1,200kcal였는데, 이는 한국 성인 섭취 열량(남성 2,500kcal, 여성 2,000kcal)의 60% 수준이었다. 참고로 2005년도 국민건강영양조사에 따르면, 한국인의 영양 섭취 비율은 단백질 20%, 탄수화물 60%, 지방 20%로 조사된 바 있다.[32]

조비룡 교수는 3개월간의 연구결과, 단백질 비율을 높인 식

---

30) 강북삼성병원의 이은미 박사와 연세대학교 식품영양학과 이종호 교수가 2008년 대한비만학회지(17권 3호: 101~109)에 발표한 '식이단백질과 비만'이라는 논문을 보면, 체중감량에 있어 단백질의 역할은 포만감 증진, 에너지 소비 증가 등이 관계한다. 특히 고단백식사 시 동반되는 포만감 증진은 열량섭취를 감소시키는데 도움이 되며, 체지방 감량 및 제지방조직 보존에 도움이 된다. 따라서 고단백식은 체중감량 및 신체조성 개선을 통해 비만과 관련된 대사적인 문제의 개선을 기대할 수 있다.

31) 헬스코리아뉴스(2009년 2월 27).

32) 보건복지부 질병관리본부(2005년 국민건강영양조사-검진결과 보고서).

이요법을 한 B그룹이 A그룹보다 체중을 2배나 더 많이 감량했다고 발표했다. 또 그는 비만한 사람들은 전체 몸무게보다 지방량을 줄이는 것이 더 중요한데, 고단백질 식사 섭취군에서 1.9배나 많이 빠졌으며, 복부 지방도 1.5배 더 많이 줄었다고 하였다. 이처럼 단백질이 탄수화물이나 지방보다 체중감량 효과가 크게 나타나는 것에는 이유가 있다. 단백질의 열량(4kcal/g)은 탄수화물(4kcal/g)이나 지방(9kcal/g)과 비교할 때 같은 열량이라도 에너지 형태로 더 많이 사용되는 반면, 몸 안에 저장되는 비율은 낮기 때문이다. 또한 단백질은 같은 양을 먹어도 허기를 덜 느끼게 하는데, 그 이유는 단백질이 다른 영양소보다 뇌에 '먹기 중단' 신호를 더 빨리 보내기 때문이다. 따라서 비만하여 다이어트가 필요한 사람은 돼지고기와 같은 고단백질 식품으로 하는 것이 훨씬 효과적일 것이다. 물론 일반인들도 식사를 할 때 단백질 함량을 높이고, 탄수화물과 지방 비율을 줄이면 체중 감량과 유지에 도움이 된다.

전체적으로 돼지고기는 고단백질 식품이기 때문에 다이어트에 좋지만, 110kg짜리 돼지 한 마리를 잡으면 약 10kg 정도 생산되는 삼겹살은 지방의 비율이 높기 때문에 걱정하는 사람들이 많다. 즉, 삼겹살은 지방함량이 많은 고칼로리라 즐기기에 부담스럽다는 것인데, 사실 이것도 자세히 따져보면 그리 큰 문제가 되지는 않는다. 삼겹살의 부위마다 다르겠지만, 가장 많은 함량을 차지하는 수분을 제외하면, 삼겹살의 지방과 단백질 비율은 무게단위로는 대략 2:1 정도이고, 함량으로는 약 6:4 정도이다. 하지만 삼겹살을 불판 위에 얹어놓고 굽게 되면 상황은 달라진다. 가장 많은 함량을 차지하는 수분은 증발하고, 녹는점이 낮은 지방은 녹아서 흘러나와 부피가 극심하게 작아진다. 즉, 결국 조리된 삼겹살에는 지방보다 단백질의 비율이 월등히 높아진다는 말이다. 단순하게 삼겹살 1인분(약 200g)의 칼로리를 계산하면 약 1,800kcal라는 가공할 만한 칼로리가 나오지만, 불판에 구워 직접 섭취하게 되는 삼겹살은 이미 엄청난 지방이 녹아 흘러나왔기 때문에 칼로리가 대략 700kcal 전후로 급감한다. 따라서 삼겹살도 매일 많이 먹지 않고 일정량을 종종 먹는다면 비만을 걱정하지 않고 충분히 즐길 수 있다는 계산이 나온다.

필로는 우리나라 사람들이 비만과 관련해서 정말 걱정해야 할 식품은 삼겹살이 아니라고 생각한다. 우리나라의 전통적인 식단은 밥과 된장국, 김치와 나물 등 고섬유질, 저지방으로 구성되어 있다. 최근에 식사가 서구화되어 가면서 비만이 문제되자 고칼로리나 고지방 식품을 우려하게 된 것이다. 그런데 여기서 분명히 짚고 넘어가야 할 것은 비만의 원인이 되는 고칼로리나 고지방 식품은 일반적으로 기름에 튀긴 음식이나 인스턴트 식품들이라는 사실이다. 삶거나 불에 구워 기름기를 빼서 먹는 돼지고기가 아니라는 소리다. 예를 들어 기름에 튀긴 쇠고기 패티로 만든 햄버거나 통닭, 감자튀김 등을 당분이 들어 있는 콜라와 함께 먹으면 고칼로리 고지방이 맞지만, 펄펄 끓는 물에 삶은 돼지고기 수육이나 숯불에 잘 구운 돼지갈비를 고섬유질의 상추와 함께 먹는 것을 고칼로리 고지방이라 할 수는 없다는 말이다.

그런데 최근 비만의 원인으로 고지방과 함께 고당분이 주목을 받고 있다. 식사를 통하여 섭취된 여분의 지방이나 당분은 모두 아세틸코에이(Acetyl Coenzyme A)를 경유하여 중성지방이 되어 체내에 축적되기 때문이다. 따라서 지방뿐만 아니라 당분의 섭취를 줄이는 것도 비만을 예방하는데 매우 중요하다. 특히 당분 중에서도 설탕은 중성지방을 만드는 매우 좋은 원료가 되기 때문에, 비만이 되고 싶지 않다면 설탕이 많이 들어간 음식은 가급적 피하는 것이 좋다. 인스턴트식품의 인체 유해성은 한두 가지가 아닌데, 무엇보다도 칼로리가 너무 높다. 또한 그 제조과정에 맛을 증진시키기 위해 백설탕을 많이 사용하기 때문에 당도가 높다는 사실이다.

인스턴트식품, 커피, 탄산음료, 술 등을 통해 설탕이 과잉 섭취되면 비만은 물론 당뇨, 심장병, 장내세균 증식, 면역기능 저하, 기생충 증가, 동맥경화 등을 유발하게 된다. 특히 오늘날 우리나라 소아비만의 주범은 당분이라고 해도 과언이 아니다. 어린아이들이 즐겨먹는 과자류는 기름에 튀기거나 설탕을 묻혀놓은 것이 대부분이며 탄산음료수 등에도 당분은 빠지지 않고 들어 있다. 즉, 우리의 아이들에게 고열량을 공급하는 주범은 당분인 것이다. 또 성인의 경우, 하루에 습관적으로 몇 잔씩 마시는 커피에도 필요 이상의 설탕이 들어 있으며 각종 주류도 고열량 음료이다.

그러므로 필로의 결론은 이렇다. 돼지고기를 먹고 비만이 되었다고 말하면 안 된다. 만약 비만이 되었다면 그건 돼지고기가 아니라 다른 식품을 필요 이상으로 많이 섭취했기 때문이다. 특히 기름에 튀기고 당분을 많이 함유하고 있는 인스턴트식품이 고칼로리 식품으로 비만의 주범이다. 늦은 밤에 야식으로 먹는 라면, TV를 보면서 습관적으로 먹는 스낵, 당이 많이 들어 있는 음료수 등이 비만의 주범인 것이다. 그러니 고단백질의 자연식품인 돼지고기를 비만을 주도하는 고지방의 고칼로리 식품이라고 누명을 씌우면 안 된다. 닭가슴살보다 다이어트에 훨씬 좋은 돼지고기인 것이다.

🐷 🐷 🐷

대한민국 사람들이 돼지고기 중 삼겹살을 가장 선호하는 것은 무엇보다 맛이 있기 때문이다. 일반적으로 돼지고기의 맛은 일차적으로 지방에서 오며, 그 다음은 단백질로부터 온다. 그래서 보통 사람들에게 지방이 많은 삼겹살은 돼지고기의 다른 부위와 비교하여 매우 맛있게 느껴진다. 특히 우리나라 사람들은 불과 몇십 년 전만 하더라도 동물성지방의 섭취가 부족하였기 때문에, 어쩌다 한번 돼지고기를 먹게 되면 그 지방의 맛에 몸이 먼저 반응하였다. 원래 사람의 입맛이라는 것은 몸이 필요로 하는 성분이 들어 있는 식품에 끌리게 되어 있기 때문이다.

그런데 불과 얼마 전까지만 하더라도 삼겹살의 지방이 맛이 있기 때문에 먹었던 사람들이 이제는 경제적으로 부유해지고 영양섭취가 과잉이 되자 비만이 걱정되어 삼겹살 먹는 것을 우려하고 있다. 그러나 사람들이 많이 걱정하는 하는 것처럼 돼지고기의 지방은 비만의 주범도 아니고 건강에 나쁜 것도 아니다. 이 같은 잘못된 정보는 채식의 장점을 주장하기 위해 식물성지방과 동물성지방을 비교하다 보니 만들어진 것으로, 특히 동물성지방을 과도하게 섭취하였을 때 발생할 수 있는 일들을 과장되게 전파시킨 결과이다. 하지만 현재 대한민국은 돼지고기를 1년에 겨우 20kg도 먹지 않는 나라이다. 따라서 육류 섭취량이 과도한 나라의 사람들처럼 돼지고기의 섭취를 비만과 연결시켜 걱정하는 것은 부적절하다. 굳이 비만이 우려된다면 돼지고기의 지방을 걱정할 것이 아니라 전체적으로 섭취하는 총 지방의 함량을 걱정해야 한다.

필로는 돼지고기 지방과 같은 동물성지방은 나쁘고 올리브기름과 같은 식물성지방은 좋다고 말하는 것에 동의하지 않는다. 어떤 지방이든지간에 지나치게 많이 먹으면 둘 다 비만이 되고 건강에 나쁘기 때문이다. 또 반대로 어떤 지방이든지간에 적절하게 섭취하면 둘 다 건강에 좋기 때문이다. 이것을 이해하기 위해서는 지방에 대한 약간의 과학적인 지식이 필요하다. 지방은 식물성이든 동물성이든 모두 지방산이 주성분으로, 지방산은 화학적 구조의 차이에 따라 포화지방산(S), 1가불포화지방산(M) 및 다가불포화지방산(P)의 3가지로 구분된다. 지방산을 구분할 때 일반적으로 사용하는 S, M, P는 각각 Saturate fat, Mono-unsaturate fat 및 Poly-unsaturate fat의 머리글자를 딴 약식기호로 식품의 지방산 구성을 표기할 때 많이 사용한다. 그런데 오늘날 대부분의 영양학자들은 특정 지방산을 주로 섭취하는 것은 바람직하지 않으며, 다양한 식품을 통해 S:M:P의 비율을 1:1.5:1로 섭취하는 것이 건강상 바람직한 지방의 섭취방법이라고 권장하고 있다.

지방을 구성하는 지방산에는 12가지 이상이 있으며, 탄소결합에 수소가 모두 연결되어 있어 화학적으로 안정된 것을 포화지방산이라 한다. 또 수소가 연결된 자리에 탄소가 연결된, 즉 탄소끼리만 연결되어(탄소의 2중결합) 화학적으로 불안정한 것을 불포화지방산이라 한다. 불포화지방산은 다시 1가불포화지방산과 다가불포화지방산으로 분류하는데, 올레산처럼 탄소의 2

중결합이 하나 있는 것을 1가불포화지방산이라 하고, 탄소의 2 중결합이 2개인 리놀레산 또는 2중결합이 3개인 리놀렌산 같 은 것을 다가불포화지방산이라 한다. 그런데 포화지방산이나 1 가불포화지방산은 당분이나 아미노산을 이용하여 체내에서 합 성이 가능하지만, 다가불포화지방산 가운데 리놀레산이나 리놀 렌산 같은 것은 체내에서 합성되지 않기 때문에 꼭 음식을 통해 섭취할 필요가 있어 필수지방산이라 부른다.

지방산들은 체내에서 각각 다른 기능을 수행하는데, 포화지 방산과 1가불포화지방산은 우리 몸이 사용하는 주된 에너지원 으로 역할을 하며, 다가불포화지방산은 세포막을 구성하는 인 지질의 일부로서 우리 몸을 구성하는 모든 세포에 골고루 분포 되어 콜레스테롤의 대사운반, 세포막에서 나오는 신호물질 등 생리활성물질로서 중요한 역할을 수행한다. 이러한 이유로 우 리 몸은 포화지방이나 1가불포화지방이 부족하면 기력이 떨어 져 제대로 힘을 쓸 수 없으며, 필수지방산이 부족하면 감염증에 대한 저항력이 떨어지고 발육장해를 일으킬 수 있다. 어떤 지방 산이든 신체의 건강을 위해서 모두 필요하다는 말이다.

돼지고기를 포함하여 모든 식품의 주요 지방산을 조사해 보 면, 포화지방산은 팔미틴산과 스테아르산이 주요 성분이고, 1 가불포화지방산은 올레산이 차지한다. 그런데 리놀레산과 리놀 렌산 같은 다가불포화지방은 식물성식품에 주로 많이 함유되어 있다. 예를 들어 리놀레산은 옥수수기름, 면실유, 대두유와 같은 식물성기름에 많이 함유되어 있다. 또 건강에 좋다고 알려져 있는 생선의 지방에는 DHA나 IPA 같은 지방산이 함유되어 있는데 이것들도 다가불포화지방산이다. 그런데 돼지고기에 가장 많이 함유되어 있는 지방산은 1가불포화지방산인 올레산이고, 다음으로 포화지방산인 팔미틴산과 스테아르산이다. 돼지고기에는 다가불포화지방산인 리놀레산이 소량으로 존재한다. 바로 이 점 때문에, 즉 다가불포화지방산이 돼지고기에는 많이 없으나 식물성식품이나 생선에는 많이 있기 때문에, 채식주의자들은 돼지고기의 지방이 건강에 좋지 않고 식물성식품이나 생선의 지방이 좋다고 주장하지만, 최근에는 이를 부인하는 많은 연구결과들이 발표되고 있다.

지난 해 말, 미국 애틀랜타 애모리대학의 신경과 파디 나하브(Fadi Nahab) 교수팀은 신경학회지(Neurology)에 튀긴 생선을 자주 먹으면 뇌졸중 발병률이 높다진다고 발표했다.[33] 나하브 교수는 미국인 21,675명을 대상으로 지역별로 조사한 결과, 튀긴 생선을 많이 먹는 지역(일주일에 최소 2번 이상 섭취)의 사람들이 그렇지 않은 지역의 사람들보다 뇌졸중 발병률이 40% 이상 높게 나타났다고 하였다. 그는 생선은 오메가 3 지방산을 함유하고 있

---

33) 국학뉴스, 메디칼트리뷴, 국민일보 등(2010년 12월 24일).

어 뇌졸중 발병 위험을 낮출 수 있지만, 튀긴 생선은 오히려 뇌졸중 발병위험을 높인다고 주장했다. 이 같은 연구결과는 건강에 아무리 좋은 지방산이라도 지나치게 많이 섭취하면 오히려 건강에 해가 된다는 것을 극명하게 보여주는 좋은 예이다.

🐷 🐷 🐷

역사적으로 일본의 근대화를 열었던 도쿠가와 이에야스(德川家康)의 죽음도 특정 지방의 과다 섭취가 건강에 얼마나 좋지 않은지를 보여주는 좋은 예이다. 도쿠가와 이에야스가 누구인가? 가슴에 참을 인(忍) 자 하나 새겨 넣고, 갖은 어려움을 극복한 끝에 결국 일본의 에도막부시대를 열었던 대장부 아니었던가. 그런데 당시 용맹했던 수많은 장수들 중 그 누구도 도쿠가와를 해치지 못했지만, 그는 허망하게도 덴푸라(天麩羅, Tempura)에 의해 목숨을 잃었다. 원래 그의 식단은 밥과 된장국 일변도로 검소하기 그지없었다. 하지만 도쿠가와는 유럽의 선교사들이 들고 온 올리브기름에 튀긴 생선만은 참을 수 없었다. 오늘날 채식주의자들이 그렇게 건강에 좋다고 주장하는 올리브기름에 튀긴 덴푸라 음식을 즐겨하던 도쿠가와는 콜레스테롤 과다의 비만이 되어 뚱뚱보가 되었다. 그리고 어느 날, 올리브기름에 튀긴 도미를 연거푸 두 접시를 비운 도쿠가와는 다음 날 복통을

일으키며 중태에 빠졌고, 결국 그 이유로 인해 파란만장했던 생을 마감하고야 말았다.[34)]

이처럼 다가불포화지방산이 많은 식물성지방이나 생선의 지방이라고 무조건 동물성지방인 돼지고기 지방보다 건강에 좋은 것이 아니다. 식물성지방이든 생선의 지방이든 건강에 좋다는 어떤 특정 지방산 하나만으로 구성될 수 없기 때문이다. 즉, 돼지고기의 지방도 여러 가지 지방산들의 집합체이고, 식물성지방이나 생선의 지방도 지방산들의 집합체라는 말이다. 단지 그 지방산의 비율에서 약간의 차이가 존재할 뿐이다. 그러므로 무조건 식물성지방은 좋고, 동물성지방은 나쁘다고 하는 것은 적절하지 않다. 어떤 지방이든지 지나치게 많이 섭취하면 둘 다 비만이 되고, 그에 따른 성인병을 유발하는 것은 마찬가지이기 때문이다.

필로는 돼지고기의 지방을 식물성지방에 비해 포화지방의 비율이 높다고 해서 비만이나 그에 따른 각종 성인병과 연결시키는 것은 과학적으로 지나친 논리의 비약이라고 생각한다. 그러나 만약 채식주의자들이 그런 논리의 협박으로 돼지고기를, 특히 지방함량이 높은 삼겹살을 즐기는 사람들을 두렵게 만들고자 했다면, 필로는 그들의 전략이 대단한 성공을 거두었다고 평

---

34) 매일경제(2006년 12월 9일), 데일리 노컷뉴스(2007년 7월 2일), 음식잡학사전(윤덕노 지음, 북로드).

가한다. 현재 우리나라의 많은 사람들이 돼지고기의 지방을 비만이나 성인병과 연관시켜 싫어하게 된 반면, 리놀레산 같은 식물성지방산이나 DHA나 EPA 같은 생선의 지방산은 다이어트나 몸에 좋은 건강식품처럼 취급하고 있기 때문이다.

그러나 이것만은 꼭 알고 넘어가야 된다. 지방산은 3개씩 모여 글리세라이드의 알코올에 붙으면 산성부분이 중화되어 안정된 형태의 중성지방이 되는데, 대부분의 식품에 함유되어 있는 지방산들은 중성지방의 형태를 하고 있기 때문에 어떤 특정 지방을 특정 지방산처럼 취급해서는 안 된다는 점이다. 더욱이 식물성지방에 많이 함유되어 있는 다가불포화지방산은 탄소의 2중결합이 2개 이상 있기 때문에 포화지방산에 비해 불안정하여 산화되기 쉽다. 그런데 이렇게 산화가 일어나면 과산화지질이 생기고 이것이 동맥경화나 심장질환을 촉진시키는 인자로 작용한다. 따라서 식물성지방이나 생선의 지방에 많은 다가불포화지방산 중 특정 지방산을 건강에 좋다는 이유로 집중적으로 섭취하면 오히려 큰 낭패를 볼 수 있다.

🐷 🐷 🐷

돼지고기 지방에는 소량 존재하지만 식물성지방에는 많은 리놀레산은 콜레스테롤 저하작용이 있는 것으로 알려지면서 건강보조식품으로 지금까지 인기가 높다. 그런데 최근 일본의 연구결과에 따르면, 리놀레산을 많이 섭취하는 것이 오히려 동맥경화나 심근경색을 증가시킬 수 있다고 한다. 즉, 뒷장에서 자세히 설명하겠지만, LDL(저밀도콜레스테롤)에 함유되어 있는 콜레스테롤은 지방산과 결합하여 에스테롤형이 되는데, 다가불포화지방산인 리놀레산은 그 화학적 구조가 불안정하기 때문에 쉽게 산화될 수 있다. 그리고 이렇게 산화된 리놀레산은 LDL 표면의 단백질을 변성시켜 혈관의 내벽에 엉겨붙어 죽상종이라 불리는 덩어리가 되는데, 이 죽상종이 동맥경화의 주된 원인이 된다. 따라서 그런 점에서 본다면, 오히려 다가불포화지방산이 적은 돼지고기의 지방은 식물성지방이나 생선의 지방과 비교하여 과산화지질의 발생을 걱정하지 않아도 된다는 장점이 있다.

그렇다고 필로가 지방함량이 많은 삼겹살을 매일 먹어도 비만이나 동맥경화와 상관없이 건강할 수 있다고 주장하는 것은 아니다. 포화지방산과 1가불포화지방산을 많이 함유하고 있는 삼겹살의 지방은 1g에 약 9kcal를 생산해내는 훌륭한 에너지원이지만, 섭취가 과도하게 지나치면 비만이나 고혈압의 원인이 될 수 있으며, 그 결과 동맥경화나 심장질환 등을 유발할 수 있다. 그런데 여기서 필로가 지적하고 싶은 점은 그렇게 되려면 삼겹살을 '지나치게' 많이 섭취해야 한다는 것이다. 그런데 과연 우리나라 사람들 중 삼겹살이 문제가 될 정도로, 즉 매주 2

일 이상 지속적으로 구워먹는 먹는 사람이 몇 명이나 있느냐는 점이다. 그리고 만약 매주 2일 이상 삼겹살을 먹었기 때문에 비만이 되었다면, 그건 올리브기름에 튀긴 음식을 그렇게 먹어도 비만이 될 수 있다. 그런데 올리브기름에 튀긴 음식은 매일 먹을 수도 있지만, 삼겹살은 매일 그렇게 먹기 정말 힘들다.

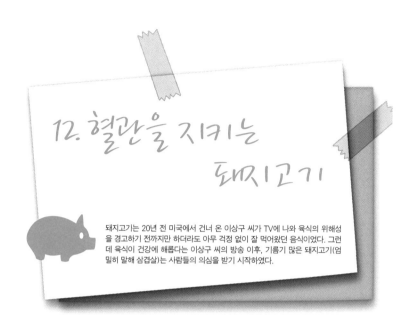

12. 혈관을 지키는 돼지고기

돼지고기는 20년 전 미국에서 건너 온 이상구 씨가 TV에 나와 육식의 위해성을 경고하기 전까지만 하더라도 아무 걱정 없이 잘 먹어왔던 음식이었다. 그런데 육식이 건강에 해롭다는 이상구 씨의 방송 이후, 기름기 많은 돼지고기(엄밀히 말해 삼겹살)는 사람들의 의심을 받기 시작하였다.

올해 일곱 살이 된 필로의 아들은 요즘 김치가 맛이 있다고 한다. 그 녀석은 일 년 전만 하더라도 김치가 맵다고 입에도 안 댔는데, 그동안 필로가 "김치는 맛있고 건강에 좋은 음식이야!" 라고 밥 먹을 때마다 말했더니, 드디어 그 녀석에게도 김치는 맛있고 건강에 좋은 음식이 된 것이다. 이제 모르긴 해도 필로의 아들은 평생 김치가 없으면 밥을 못 먹는 한국인으로 살아가게 될 것이다. 이처럼 사람들의 식습관에 있어 교육과 학습의 효과는 무서운 것이다. 아무리 입맛에 안 맞는 음식이라도 계속 반복적으로 먹다보면 입맛이 길들여지고, 반대로 아무리 좋은 음식이라도 계속 나쁘다고 교육시키면 나쁜 음식이 되어 먹지 못하게 된다.

　돼지고기는 20년 전 미국에서 건너 온 이상구 씨가 TV에 나와 육식의 위해성을 경고하기 전까지만 하더라도 아무 걱정 없이 잘 먹어왔던 음식이었다. 그런데 육식이 건강에 해롭다는 이상구 씨의 방송 이후, 기름기 많은 돼지고기(엄밀히 말해 삼겹살)는 사람들의 의심을 받기 시작하였다. 지금부터 20년 전은 우리나라 육류 섭취량이 18kg이었으니 지금보다 약 2배 정도 고기를 덜 먹던 시기였는데, 육류 섭취량이 110kg인 미국에서나 적합한 말이 대한민국 사람들까지 두렵게 만들었다. 그리고 그 이후 사람들은 다양한 언론매체를 통해 포화지방의 비율이 높은 동물성지방, 특히 그런 지방함량이 많은 돼지고기를 먹으면 동맥경화나 심근경색 같은 순환기질환에 걸릴 수 있다는 살벌한 경고를 들어왔다. 그 결과, 현재 대한민국에 사는 사람들 중 돼지고기를 많이 먹으면 건강에 좋을 것이라고 믿는 사람은 찾아보기 힘들게 되었다.

　그러나 여기서 필로가 한 가지 분명히 짚고 넘어갈 점이 있는데, 식물성지방에 비해 상대적으로 포화지방이 많은 동물성지방이 도대체 어떻게 건강에 나쁜지에 대해서는 아직까지 과학적으로 확실히 증명되고 있지 않다는 사실이다. 단지 건강에 나쁠 것이라는 가설과 주장만 난무하며, 아직도 이에 대한 논란은 지속되고 있는 중이다. 정말 식물성지방에 비해 포화지방이 많은 돼지고기를 먹으면 지방덩어리들이 혈관내벽에 침착하여 각종 심혈관계 질환의 원인이 되는지 명확하지 않다는 말이다. 오히려 최근에는 포화지방이 혈관건강에 좋다는 연구결과들도 발표되고 있는 실정이다. 그러므로 오늘날 우리 모두가 포화지방이 건강에 나쁘다고 믿고 있음에도 불구하고, 놀랍게도 그 포화지방이 어떻게 우리의 건강에 나쁜지는 확실하지 않으니, 이 또한 아이러니한 일이 아닐 수 없다.

상식적인 말이지만 모든 심혈관계 질환의 근간에는 고혈압이 존재한다. 그리고 그 고혈압은 유전적 요인과 환경, 특히 식생활과 밀접한 관련이 있다. 돼지고기의 단백질 같은 양질의 단백질 섭취가 적고, 소금이 많이 들어가는 식물성 반찬들을 통해 염분이 과다하게 섭취되면 고혈압이나 뇌졸중에 걸리기 쉽다. 염분의 과다섭취가 어떻게 혈관의 유연성을 잃게 만들며 내경을 좁게 만드는지에 관해서는 앞의 6장에 잘 설명된 바와 같다. 만약 혈관의 내경이 1% 좁아지게 되면 같은 양의 혈액을 흘려보내는데 1.5배의 압력이 필요하며, 그 결과 혈압은 100mmHg에서 150mmHg까지 상승한다. 그러므로 고혈압을 예방하기 위해서는 양질의 단백질이 풍부한 돼지고기 같은 식품의 섭취가 좋은데, 양질의 단백질은 체내에 잔류하는 나트륨을 배출할 뿐만 아니라 미각적으로도 우수하기 때문에 음식에 소금을 덜 넣게 만든다.

 돼지고기의 단백질은 그렇다고 치고, 돼지고기의 지방이나 콜레스테롤도 혈관건강에 결정적으로 나쁜 영향을 미치는지에 대해서도 불분명하다. 혈관은 신체를 구성하는 각종 장기는 물론 온몸의 구석구석까지 산소나 영양물질을 운반하기 때문에, 지나치게 물렁물렁하거나 굳어 있거나 상처가 있어서는 안 된다. 특히 노인들의 경우 혈관의 상태가 무병장수의 척도가 되는데, 혈관에 병변(病變)이 생기면 가장 손상을 받는 것이 뇌와 심장이기 때문이다. 뇌의 혈관이 막히거나 파괴되면 뇌졸중이 되고, 심장에 영양과 산소를 공급하는 관상동맥이 막히면 심근경색이 된다. 그런데 우리나라와 비슷한 식생활을 가진 일본의 경우, 1965년도까지 뇌졸중에 의한 사망률이 세계 1위였으나, 식생활의 개선으로 육류의 섭취량이 증가하면서 뇌졸중이 급속하게 감소하였다는 것은 잘 알려진 사실이다.

 현재 우리나라 사람들의 거의 대부분은 육류 섭취량이 지나치게 많은 미국 사람들처럼 뇌졸중을 포함한 심혈관계 질환의 원인이 고혈압과 높은 콜레스테롤 수치 때문이라고 생각한다. 하지만 뇌졸중은 염분을 과다하게 섭취하는 대신 단백질과 지방은 적게 섭취하는(그래서 오히려 콜레스테롤 수치가 낮은) 지역에서 발생률이 높다. 일반적으로 뇌졸중은 뇌의 혈관이 찢어져 출혈을 하는 뇌출혈과 혈관이 막히는 뇌경색으로 나눌 수 있는데,

우리나라의 노인들의 경우는 고혈압에서 뇌의 모세혈관 벽에 괴사가 일어나서 출혈을 일으키는 뇌출혈이 많다. 또한 뇌경색도 고혈압에 의하여 뇌동맥 내에 괴사가 일어나고 혈전이 생겨 혈관을 막는 '동맥괴사형'이 대부분이다. 미국이나 유럽의 뇌졸중은 영양과다와 고혈압이 원인이지만, 한국 노인들의 경우는 영양부족과 고혈압이 원인이라는 말이다. 즉, 양질의 단백질이나 지방을 가진 돼지고기 같은 식품의 섭취부족, 여기에 밥과 된장국, 소금에 절인 김치나 나물반찬 등에서 오는 염분의 과다 섭취가 뇌졸중의 원인이라는 소리다.

고혈압은 뇌졸중뿐만 아니라 심근경색에도 매우 위험한 요인으로 작용한다. 심혈관질환의 역학연구로 매우 유명한 미국의 플라밍고 스터디(flamingo study)에 따르면, 고혈압인 사람은 정상 혈압을 가진 사람보다 2~3배 정도 심근경색에 걸릴 확률이 높다고 한다. 심근경색은 체내 지방의 산화가 밀접하게 관련이 있는데, 지방을 산화시키는 주역은 활성산소이다. 활성산소에 공격을 받은 지방은 산화되어 관상동맥의 벽에 죽상종으로 고이게 되고, 죽상종에서 혈액이 흘러나오거나 또는 죽상종이 충격을 받아 터지면 혈전이 되어 관상동맥을 막히게 만든다. 이 혈전은 혈관에서 흘러나오면 혈류에 실려 뇌까지 흘러들어가 뇌의 동맥을 굳어지게 만들기도 한다. 그런데 체내 지방이 산화하는 확률은 지방함량이 많을수록, 즉 섭취되는 지방의 양이 많을

수록 높아진다. 그리고 앞장에서 설명한 바와 같이 화학적으로 불안정한 다가불포화지방일수록 산화되기 쉽다.

따라서 체내 지방이 활성산소에 의해 산화가 일어나 혈관내벽에 죽상종을 만들지 않기 위해서는 두 가지가 중요하다. 첫째, 돼지고기의 지방처럼 비교적 산화에 안정한 포화지방이든 식물성지방처럼 산화에 불안정한 다가불포화지방이든 섭취되는 총 지방의 함량이 과도하지 않아야 한다는 사실이다. 그리고 둘째로 체내에서 지방이 쉽게 산화되지 못하도록 항산화 효과가 있는 음식을 같이 섭취하는 것이 좋다. 영국과 프랑스는 지방의 섭취량이 비슷하나 프랑스 사람들이 적포도주를 즐겨 마시는 이유로 심근경색의 발병률이 훨씬 낮다는 소위 '프렌치패러독스(French paradox)'는 매우 유명하다. 적포도주에는 항산화 효과가 높은 폴리페놀이 많이 들어 있다는 것은 잘 알려진 사실이다. 또한 프랑스 사람들은 우리나라와 마찬가지로 돼지의 내장도 요리에 자주 이용하는데, 돼지의 내장에는 심근경색에 좋은 것으로 알려진 구리와 아미노산의 일종인 타우린이 많이 들어 있다.

최근 필로가 근무하고 있는 경상대학교 의과대학의 서한극 교수는 '돼지고기가 심혈관계 질환의 예방에 미치는 영향'이라는 연구결과를 발표했는데, 그는 돼지고기 섭취가 고혈압 · 혈관기능 저하 등과 같은 성인병 발병의 원인이 된다는 상관성을 확인할 수 없었다고 주장했다.[35] 이 연구에서 서한극 교수는 4주령의 수컷 쥐를 대상으로 돼지고기 비함유사료, 1% 돼지고기 함유사료, 2% 돼지고기 함유사료를 급여하면서 식이방법에 따라 3개의 실험군을 기간별로 조사를 했지만 심장무게, 대동맥 혈압, 혈관의 수축력 등에서 특이한 변화나 차이점이 발견되지 않았다고 하였다. 따라서 그는 돼지고기의 섭취가 심혈관계 질환과 무관하다고 주장하였다.

필로는 돼지고기 지방이든 식물성지방이든 적당량을 즐겁게 먹어야 혈관도 건강하게 유지될 수 있다고 생각한다. 정말 우리의 혈관건강을 해치는 것은 돼지고기의 지방이나 식물성지방이 아니라 나쁜 식습관이라고 믿기 때문이다. 예를 들어 채식위주로 섭취하는 탄수화물도 과다하면 비만이 되고 중성지방의 수치가 증가한다. 에너지로 사용되고 남은 탄수화물은 지방으로 전환되어 체내에 축적되기 때문이다. 사람은 실제 필요한 칼로리 양보다 지속적으로 더 많이 먹으면 체중이 늘어나게끔 되어 있고, 각종 순환기질환이 발생할 위험도 높아진다. 즉, 먹는 것이 돼지고기 지방이냐, 식물성지방이냐, 아니면 탄수화물이냐가 혈관건강에 중요한 것이 아니라는 소리다. 과식, 폭식, 편식 같은 나쁜 식습관이 훨씬 혈관건강을 해친다는 말이다.

---

35) 서한극(2010년 1월 28일). 국산 돼지고기 우수성 입증을 위한 연구결과 발표: 돼지고기가 심혈관계 질환의 예방에 미치는 영향, 양돈자조금관리위원회.

한편, 육류 섭취량이 한국과 비교할 수 없을 정도로 높은 미국에서는 하루에 섭취하는 열량의 30% 이하를 지방에서 얻자는 캠페인이 수십 년째 진행 중이다. 미국인들은 하루에 섭취하는 열량의 40% 이상을 지방에서 얻기 때문이다. 그만큼 지방의 섭취가 많다는 소리다. 이에 비해 한국인은 아직도 전체 열량의 20% 안팎을 지방을 통해 얻고 있을 뿐이다.[36] 특히 우리나라 중장년층 이상의 평균 지방 섭취율은 16% 미만이다. 그만큼 지방의 섭취가 부족하다는 소리다. 그런데 문제는 한국인들의 혈중 지방 함량이 미국인을 앞선다는 것이다. 이 아이러니컬한 질문의 답은 중성지방에 있다. 중성지방의 경우 미국인의 평균치가 혈액 1dl당 70mg 내외인데 반해 한국인은 120mg에 달하는 것이다.

돼지고기를 많이 먹지도 않는 한국인의 중성지방 수치가 그렇게 높은 이유는 인스턴트식품과 튀긴 음식의 섭취에 있다. 여기에 덧붙여 탄수화물이 풍부한 식품과 술(알코올)을 많이 마시는 것도 높은 중성지방 수치의 원인이다. 탄수화물이나 알코올을 섭취하면 체내에서 중성지방을 생성하는 효소가 증가하기

---

36) 2010년 (사)한국영양학회가 발간한 한국인 영양섭취기준 개정판에 따르면, 19세 이상 성인의 영양소별 섭취에너지 권장량은 탄수화물 55~70%, 단백질 7~20%, 지방 15~25%이다. 참고로 서구의 여러 나라에서는 지방의 하루 섭취량을 전체 에너지의 30%까지 제한한다. 우리나라는 현재 그 비율을 평균 20%로 정하고 있다. 국민건강영양조사에 따르면, 한국인의 지방 섭취 비율이 총 섭취 열량의 19%로 나타나 권장수준 이하로 섭취하고 있는 것으로 조사되었다. 그러나 이 수치는 20년 전의 지방섭취 비율 9.6%와 비교하면 100% 증가한 것이다.

때문이다. 우리나라 사람들의 에너지 공급원 1위는 1인당 하루 평균 2.2 공기를 먹는 쌀이고, 2위는 놀랍게도 라면이다. 소주는 하루 평균 한 잔 정도를 마셔 6위를 차지하고 있다. 이 모두가 중성지방 수치를 올리는 데 기여한다. 전문가들은 한국인의 유전적 소인도 중성지방 수치를 높이는 데 관여하는 것으로 추정한다. 이 결과 우리나라 성인 세 명 중 한 명꼴로 중성지방 수치가 1dl당 150mg 이상이다. 세계보건기구(WHO)와 미국심장협회(AHA)가 정한 '요주의' 대상에 속하는 수치이다.

중성지방 수치가 높으면 동맥경화의 위험이 높아진다. 중성지방이 혈관건강에 해로운 LDL-콜레스테롤의 생성을 돕고, 이로운 HDL-콜레스테롤의 분해를 촉진하기 때문이다. 중성지방이 LDL-콜레스테롤을 '악당'에서 '악마'로 바꾼다는 비유도 있다. 따라서 중성지방 수치가 높으면 심장병이나 뇌졸중 등 혈관질환이 발생하지 않도록 조심해야 한다. 당뇨병 환자라면 더욱 세심한 주의가 필요하다. 당뇨병 환자 사망원인의 75%가 심근경색인데, 이 병을 일으키는 2대 위험 요소가 중성지방과 콜레스테롤이기 때문이다.

상술한 내용들을 토대로 돼지고기의 지방과 혈관건강에 대한 필로의 생각을 정리하면 이렇다. 지난 20년 동안 우리나라 사람들이 들어왔던 살벌한 경고, 즉 지방함량이 많은 돼지고기를(엄밀히 말하자면 삼겹살을) 먹으면 동맥경화나 심근경색 같은 심혈관계 질환에 걸릴 수 있다는 것은 지나친 우려이다. 그건 미국 사람들처럼 육류를 지나치게 많이 먹었을 때, 그래서 동물성지방의 섭취가 과다했을 때나 적합한 말이기 때문이다. 따라서 현재 돼지고기를 1년에 19kg 밖에 먹지 않는 한국인들이 혈관건강에 돼지고기의 지방이 나쁠 것이라고 생각하는 것은 옳지 않은 편견이다.

🐖 🐖 🐖 🐖

다시 이야기를 처음으로 돌아가 보자. 불과 20년 전만 하더라도 우리나라 사람들은 아무 걱정 없이 돼지고기를 즐겨먹었다. 아니, 돼지고기를 그리 자주 먹지 못했기 때문에 어쩌다 한 번 돼지고기를 먹게 되면 정말 아무 생각 없이 맛있게 먹었었다. 20년 전은 우리나라 육류섭취량이 지금의 절반 수준인 1인당 연 18kg 내외(돼지고기는 9kg 내외) 정도밖에 안 되던 시기였다. 그런데 육류 섭취량이 110kg 정도였던 미국의 연구결과, 즉 동맥경화나 심근경색 등의 원인이 돼지고기 같은 육류에 많은 포화지방 때문이라는 정보가 대한민국에 아무런 여과 없이 전파되었다. 그리고 돼지고기를 그리 많이 먹지도 않는 한국인들도 미국사람들처럼 돼지고기를 먹으면 포화지방의 과다섭취로 동맥경화나 심근경색에 걸리기 쉽다고 믿게 되었다. 물론 이렇게 되기까지는 각종 언론매체들이 크게 기여를 하였다.

그런데 흥미롭게도 미국이 세계에서 심장병 사망률이 압도적으로 높은 이유가 과도한 포화지방의 섭취 때문이고, 그 포화지방이 혈중 콜레스테롤 수치를 상승시켜 심혈관질환을 유발한다는 안셀 키즈(Ancel Keys) 박사의 주장 이후,[37] 미국은 물론 우리나라에서도 식품의 지방에 대한 논란이 복잡하게 전개되었다. 주로 건강에 어떤 지방은 해롭고 어떤 지방은 이롭다는 식의 다양한 주장들이 발표되었는데, 여기에는 포화지방, 불포화지방, 중성지방, 콜레스테롤, 필수지방산, 다가불포화지방산, 오메가 3, 오메가 6, 트랜스지방 등과 같은 용어들이 사용되었다. 연일 신문이나 매스컴에서는 새로 나온 연구결과라며 어떤 것은 먹어도 되고 어떤 것은 먹으면 나쁘다는 뉴스를 보도하였다. 그런 뉴스 중에 가장 대표적인 논란이 혈관건강에 정말 돼지고기 지방 같은 동물성지방은 나쁘고 올리브유 같은 식물성지방은 좋

---

37) 맨즈헬스 (2008년 5월호). 1953년 미국의 생리학자 안셀 키즈(Ancel Keys) 박사는 '아테롬성 동맥경화증, 현대인들의 건강을 위협하다'라는 제목으로 논문을 발표하면서 포화지방에 대한 최초의 과학적 경고를 하였다. 그는 미국의 전체 사망률은 감소하고 있는 반면, 심장질환으로 인한 사망률은 꾸준히 증가하고 있다는 사실을 이 논문에서 밝혔다. 하지만 수많은 과학자들이 키즈 박사의 주장에 회의적이었다. 키즈 박사가 지방 섭취와 심장질환으로 인한 사망률 사이의 상관관계만 진술했을 뿐, 명확한 원인관계에 대해서는 증명하지 않았기 때문이었다. 하지만 키즈 박사의 논문에 확실한 결점이 있었음에도 불구하고, 지방을 많이 섭취할수록 심장질환으로 인한 사망률도 높아진다는 가설은 여전히 강조되었고, 미국심장협회(American Heart Association)와 미디어에 의해 홍보되었다. 그리고 1977년에 미국의회는 '저지방 다이어트'를 전국민에게 권장하기 위해 정부 정책으로 수립하였다. 이 저지방 다이어트 권장 정책은 지방을 많이 섭취하면 심장질환 사망률이 높다진다는 가설을 지지하는 헬스 전문가들의 의견에 기본적인 바탕을 두고 제정되었으나, 동시에 아메리칸 메디컬 어소시에이션을 포함한 많은 과학자 커뮤니티로부터는 심각한 비판을 받았다.

으냐는 것이었다.

돼지고기 지방이 혈관건강에 미치는 영향에 대해 바로 알기 위해서는 먼저 포화지방과 불포화지방에 대한 기본적인 이해가 필요하다. 주로 동물성지방에 많은 포화지방은 실온에서 고체로 굳어지는 특성이 있다. 따라서 사람이 포화지방을 섭취하면 체내에 흡수되어 지방을 필요로 하는 세포나 조직 또는 장기에 침착하게 되고, 그곳에서 많은 부분이 굳어버리면 세포나 조직 및 장기의 기능에 문제가 생긴다. 보통 동물성지방이라고 말하면 대표적으로 소고기와 돼지고기의 지방을 들면서 이 둘을 동일하게 취급하는데, 소고기 지방과 돼지고기 지방은 분명한 차이가 있다. 소고기 지방은 거의 대부분이 포화지방인데, 소는 사람보다 체온이 약 2~3도 높기 때문에 소의 몸속에서는 포화지방이 굳거나 고체상태가 되지 않는다. 따라서 소에게는 해롭지 않으나 사람에게는 해롭다. 그러나 돼지의 체온은 사람과 비슷할 뿐만 아니라 돼지고기 지방은 60%가 포화지방이고 40%는 불포화지방이다. 따라서 소고기 지방보다 포화지방이 적은 돼지고기의 지방은 더 말랑말랑하고, 만지면 기름이 손에 더 많이 묻는다.

한편, 동물성지방 중 특이하게도 생선의 지방은 거의 불포화지방인데, 그 이유는 물고기가 낮은 온도의 물속에서 살기 때문에 만약 포화지방을 가지고 있으면 지방이 모두 굳어버려 생명을 유지할 수 없기 때문이다. 특히 깊은 바다 속 생선의 지방은 바닷물의 온도가 아무리 낮아도 절대 굳는 법이 없는 불포화지방산으로 구성된다. 식물성지방도 대부분 상온에서 액체 상태를 유지하는 불포화지방이다. 식품업계에서는 식물성 불포화지방에 수소를 넣고 가압하고 가열하여 인공적으로 마가린이라는 포화지방을 만들어 빵에 발라먹을 수 있게 만들었다. 마가린처럼 불포화지방을 인공적으로 포화지방으로 만든 것을 트랜스지방이라고 한다. 식품업계에서 트랜스지방을 사용하는 이유는 트랜스지방으로 튀기면 바삭바삭하고 고소해지기 때문이다.

필로는 대한민국에서 돼지고기의 포화지방이 혈중 콜레스테롤 수치를 높여 동맥경화를 일으키는 원인이라고 믿지 않는다. 필로가 이런 주장을 펼치는 가장 중요한 논리의 근거는 우리나라의 돼지고기 섭취량이 미국의 육류 섭취량과 비교도 되지 않게 적다는 데 있다. 즉, 포화지방이 혈중 콜레스테롤 수치를 상승시켜 동맥경화를 일으킨다는 것은 미국처럼 동물성지방의 섭취가 과다한 나라에서는 맞는 말이지만, 최소한 대한민국에서는 돼지고기의 지방이 동맥경화의 원인이라고 할 수 없다는 말이다.

그렇다고 돼지고기의 콜레스테롤이 직접 혈관내벽에 축적되어 동맥경화를 유발하는 것도 아니다. 동맥경화란 동맥의 벽이 두꺼워지고 굳어져 혈관의 안쪽 공간이 좁아지는 것을 말한다.

동맥경화에도 여러 종류가 있는데, 우리나라 사람들이 가장 많이 알고 있는 일반적인 것은 혈관내벽에 콜레스테롤이 축적하여 죽상종을 만들어 발생하는 '아테로마(Atheroma) 경화'라는 것이다. 하지만 오래된 수도관에 물때가 쌓이는 것처럼 콜레스테롤이 혈관내벽에 쉽게 쌓이는 것은 아니다. 혈관의 가장 안쪽에는 내피세포라는 방어벽이 있어 LDL-콜레스테롤이 쉽게 침입될 수 없기 때문이다. 그러나 앞에 설명한 지방과 마찬가지로 만약 LDL-콜레스테롤이 활성산소에 의해 산화되면 변성이 일어나 내피세포에 쉽게 들어갈 수 있게 된다. 또한 내피세포가 고혈압이나 고지혈증, 혈소판 등에 의해 상처가 날 경우에도 산화-LDL이 쉽게 침입할 수 있게 된다. 이렇게 혈관에 들어간 산화-LDL이 죽상종을 만들고, 이게 터지면서 혈전이 생겨 동맥경화를 유발한다.

그러므로 한국에서는 동맥경화의 원인을 돼지고기의 지방에서 찾을 것이 아니라 다른 식품의 지방에서 찾아야 한다는 것이 필로의 주장이다. 예를 들어 케이크, 빵, 과자, 팝콘, 도넛, 감자튀김, 밀크쉐이크 같은 식품에 들어 있는 포화지방이나 트랜스지방이 진짜 문제인 것이다. 트랜스지방의 위해성은 포화지방과 마찬가지로 미국에서 시작해서 우리나라에 전파되었다. 미국의 뉴욕주립대 의대 학장인 마이클 로이진 교수는 심혈관질환의 주범은 트랜스지방과 포화지방으로, 이것들의 섭취를 줄이면 4년이 젊어진다고 주장하였다.[38] 특히 아이들이 좋아하는 과자, 팝콘, 도넛, 케이크, 튀김 등에 많은 트랜스지방은 혈전으로 인한 염증을 억제하는 좋은 콜레스테롤은 줄이고, 심혈관이나 뇌혈관 질환의 위험을 높이는 나쁜 콜레스테롤은 증가시키는 것으로 밝혀졌다. 즉, 트랜스지방은 심장마비나 뇌졸중의 위험을 높이는 LDL을 증가시키고, 혈전으로 인한 염증을 억제하는 HDL은 감소시킨다.

한편, 2006년 미국심장학회지에는 포화지방이 주성분인 코코넛 기름으로 만든 당근 케이크와 밀크쉐이크를 섭취한 지 3시간 만에 동맥의 기능이 크게 저하했다는 결과를 발표했다.[39] 포화지방은 돼지고기보다 소고기에 더 많을 뿐만 아니라 우유나 치즈 같은 유제품에도 많이 들어 있다. 전문가들은 트랜스지방이나 포화지방 가운데 어느 한쪽이 더 위험하다고 단정하기 힘들다고 한다. 그러나 확실한 것은 이 같은 지방을 적게 먹는 형태로 식습관을 바꾸는 것이 최선이라고 지적한다. 물론 이것은 육류 섭취량 및 동물성지방의 섭취가 과다한 미국의 이야기다.

그런데 요즘 지방을 연구하는 과학자들의 지방산에 대한 평가가 달라지고 있다. 결론적으로 말해 포화지방산 자체는 해롭

---

38) 마이클 로이진. 당신은 몇 살입니까? 생체나이 고치기(2005년 도서출판 따님).

39) 메디컬투데이, 뉴시스 등(2007년 5월 1일).

지 않다는 것이 신뢰할 수 있는 전문가들의 일치된 견해다. 미국에서 지방산 연구의 최고 권위자로 꼽히는 매리 에닉 박사는 트랜스지방과 포화지방에 대해 다음과 같이 설명한다. "트랜스지방산에 대한 의혹이 처음 제기됐을 때 일이에요. 미국 제유업계는 당황하기 시작했죠. 천금 같은 사업 기회를 송두리째 잃게 생겼으니까요. 그래서 애꿎은 동물성지방을 걸고넘어진 겁니다. '나쁜 것은 동물성 포화지방'이라고 말이죠. 당시 생산되던 쇼트닝과 마가린은 모두 식물성지방이거든요. 일부 학자도 적극 협조했습니다. 실험에 사용한 포화지방이 트랜스지방산에 오염된 인공 경화유였다는 사실이 훗날 밝혀졌으니까요. 그때 잘못된 상식이 깊이 뿌리를 박은 건데요, 안타깝게 아직까지도 이른바 전문가라는 사람이 포화지방은 무조건 나쁘다고 말하는 경우를 보게 됩니다."[40]

이 뿐만 아니다. 근래에는 포화지방이 콜레스테롤 수치에 영향을 미치지 않는다는 주장이 힘을 받고 있다. 포화지방은 12가지 종류 이상이 존재하는 것으로 알려지고 있지만 사람들이 주로 많이 섭취하는 것은 스테아르산, 팔미트산 및 라우르산이다.

---

40) 안병수. 과자, 내 아이를 해치는 달콤한 유혹(2005년, 국일미디어). 이 책에서 저자는 포화지방에는 두 가지가 있다고 말한다. 즉, 자연의 포화지방과 인공의 포화지방이 있는데, 자연의 포화지방은 신선한 것이라면 해롭지 않다. 그러나 인공의 포화지방은 트랜스지방산이 있건 없건 해롭다. 그것이 지방산 상식의 가장 새로운 버전이다. 즉, 돼지고기와 같은 자연식품에 존재하는 포화지방은 해롭지 않다는 것이다.

이 3가지의 포화지방이 삼겹살 같은 돼지고기에 들어 있는 포화지방의 95%를 구성한다. 그런데 많은 연구에서 스테아르산은 콜레스테롤 수치에 전혀 영향을 미치지 않는다고 밝혀졌다. 돼지고기뿐만 아니라 코코아와 같은 식물성식품에도 많이 들어 있는 스테아르산은 우리 몸에 들어가면 불포화지방산인 올레산으로 전환된다. 올레산이 많이 들어 있는 올리브기름이 혈관건강에 좋다는 것은 이미 잘 알려져 있는 사실이다. 따라서 현재 과학자들은 돼지고기의 주요 포화지방산 중 하나인 스테아르산은 혈관건강에 좋은 지방산으로 이해하고 있다.

그렇다고 나머지 2개의 포화지방산인 팔미트산과 라우르산이 체내 콜레스테롤 수치를 상승시켜 심혈관질환을 유발하는 것도 아니다. 즉, 이 2가지 지방산이 혈관건강에 나쁜 LDL-콜레스테롤 수치를 상승시키는 것은 맞지만, 동시에 건강에 좋은 HDL-콜레스테롤도 동일하게 상승시키는 것으로 밝혀졌다. 여기서 중요한 사실은 이렇게 LDL과 HDL을 동시에 상승시키는 것이 심혈관질환에 걸릴 위험을 낮춘다는 사실이다. 이것은 LDL은 동맥혈관에 붙어 있는 플라크가 떨어지는 역할을 하고 HDL은 떨어진 플라크를 제거하는 역할을 하기 때문이다. 결국, LDL과 HDL 수치가 동시에 상승하면 혈중의 좋은 콜레스테롤에 대한 나쁜 콜레스테롤의 비율은 감소하게 된다. 따라서 돼지고기의 대표적인 포화지방산인 스테아르산, 팔미트산 및 라우르산이 혈중 콜레스테롤 수치를 상승시켜 혈관질환을 유발시킨다는 것은 과학적인 근거가 부족하다고 생각하는 미국 과학자들이 많아지고 있다.

미국건강협회의 식습관 가이드라인 집필위원회의 회장직을 2번이나 역임한 크라우스 박사는 아침식사를 고탄수화물 저지방 대신 고지방 저탄수화물로 바꾸는 것이 혈관건강을 위해 좋다고 주장한다. "미국인들이여! 미국의 전통적인 아침식사로 돌아가라!"라고 권고하는 크라우스 박사에 따르면, 아침에 동물성지방을 섭취하는 것이 탄수화물을 섭취하는 것보다 혈관내벽에 콜레스테롤이 침착하는 것을 줄인다고 한다. 일반적으로 LDL은 분자의 크기가 작고 조밀하여 표면이 끈끈하기 때문에 혈관내벽에 잘 달라붙는다. 그런데 LDL 콜레스테롤도 분자의 크기가 다양하여 일부 LDL 분자들은 크고 솜처럼 부풀어 있으며 나머지 분자들은 작고 조밀하다. 중요한 것은 분자가 크고 부풀어 있는 LDL의 비율이 높아지면 동맥경화의 발생확률이 낮아지고, 작고 조밀한 LDL 분자들의 비율이 높아지면 동맥경화의 발생위험도 커진다는 사실이다. 즉 아침식사 메뉴를 식빵, 시리얼, 팬케이크 등에서 햄, 소시지, 베이컨, 계란 등으로 대체하면, 크기가 작고 조밀한 LDL 분자의 숫자가 감소한다는 이야기다.

최근 크라우스 박사는 "포화지방을 가장 적게 먹은 사람들과 가장 많이 먹은 사람들 사이에 심장병과 심장발작 발생률에 특별한 차이가 없었다"고 밝혔다.[41] 그는 상온에서 딱딱하게 굳는 기름인 포화지방이 심장질환을 부른다는 직접적인 증거가 없으므로 포화지방 수치에 연연하는 것보다는 식단 자체를 바꾸는 것이 현명하다고 주장했다. 그는 탄수화물의 섭취를 줄이면 혈중지방의 분포가 개선된다는 연구 결과도 발표했다. 즉, 비만인 178명을 조사한 결과, 탄수화물을 줄이면 중성지방 같은 해로운 지방이 줄고 건강에 도움이 되는 지방이 늘어나는 등 혈중지방이 개선된다는 연구 결과를 보고했다.[42] 중성지방은 혈관에

41) 포화지방은 '심장의 적'이 아니다(2010년 2월 5일, KorMedi뉴스, 디시뉴스 등). 미국 캘리포니아주 오클랜드 아동병원 연구소의 로널드 M 크라우스 박사팀은 성인 34만8000명의 의료기록과 관련된 포화지방과 심장병 발병에 관한 연구 21건을 분석했으나, 포화지방이 심장병과 직접 연관돼 있다는 아무런 증거도 발견하지 못했다. 이전의 다른 연구들은 이른 바 붉은색 가공육과 포화지방이 주류를 이루는 서양식단과 당분, 탄수화물이 심장병 발병률을 높인다고 지적해왔다. 이 때문에 미국 심장협회는 하루 2000칼로리를 소비할 경우 포화지방 섭취는 16그램을 넘지 않도록 제한해왔다. 콜로라도 의대 로버트 액켈 박사는 "이번 연구결과를 확대해석해선 안 된다"면서 "다만 누구도 포화지방을 먹으면 몸에 해롭다고 말할 수는 없고 사람들은 자기가 먹고 싶은 것을 먹을 수 있다는 뜻"이라고 말했다. 이 연구 결과는 미국임상영양저널(American Journal of Clinical Nutrition)에 발표됐으며, 건강 사이트인 칼로리카운터뉴스와 인디애나 뉴스센터 온라인 판에 보도됐다.

42) 아시아경제(2006년 5월 31일). 연구결과 일반식사를 한 이들에 비해 탄수화물 섭취를 적게 한 이들의 신체에서 해로운 글리세리드가 감소한 것이 발견됐다. 또한 전체 콜레스테롤 수치 중에서 나쁜 콜레스테롤인 LDL은 낮아진 반면 좋은 콜레스테롤인 HDL은 높아졌다. 기타 혈관 내 지방 축적에서도 개선이 보였다. 크라우스 박사는 탄수화물, 특히 단당류가 허벅지나 복부에 지방 축적을 돕듯이 지방간 발병을 증가시키고 혈관 내 지방이 쌓이도록 한다며 "이는 결국 혈류를 방해한다"고 설명했다. 그는 지방 축적을 막기 위해 탄수화물을 제한한다면 "혈액 내 지방 수치를 낮추는 동시에 혈류에 도달하기 전 지방을 파괴하는 신체능력까지 증대된다"고 주장했다. 많은 사람들이 표준 식단 추천에 따라 에너지 섭취 중 54%를 탄수화물로 유지하고 있다. 크라우스 박사는 "이번 연구 결과와 같은 효과를 얻으려면 일반적으로 건강에 안 좋다는 음식만 피하면 된다"면서 대표적으로 설탕이 많이 들어간 음식, 백미, 파스타, 하얀 빵 등을 예로 들었다.

쌓여 결국 관상동맥 질환이나 뇌졸중 같은 심혈관질환의 위험 도를 높인다.

한편, 이 분야의 다른 미국전문가들은 콜레스테롤이 동맥내 벽에 쌓이는 증상, 즉 동맥경화는 미국인에 비해 아시아인에게 훨씬 낮게 발병하는 점을 주목한다. 일본인들의 콜레스테롤 수치는 160~190mg으로 관상동맥 질환의 사망률도 낮은 반면, 미국인들의 콜레스테롤 수치는 보통 220~250mg으로 사망률도 8~10배나 높은 것으로 조사되었기 때문이다. 미국인들이 섭취하는 음식에는 15~22%의 포화지방이 포함되어 있는 반면, 일본은 10%를 넘지 않았다고 한다. 이는 일본과 유사한 식생활을 하고 있는 우리나라에도 암시하는 바가 큰데, 우리나라 국민의 평균 콜레스테롤 수치는 약 185mg/dl 정도로 이웃 일본과 비슷하며 포화지방을 포함한 총지방의 섭취율이 약 20%이다. 참고로 미국의 총지방 섭취율은 약 40% 이상이다.

이 같은 이유로 1997년 미국 상원 영양문제특별위원회는 미국인이 심혈관계 질환을 피하기 위해서 지켜야 할 식품의 지침서를 다음과 같이 추천했다. ①매일 섭취하는 지방의 양을 전체 음식의 1/3로 줄일 것(평균 42%에서 30%로). ②포화지방을 16%에서 10%로 줄일 것. ③불포화지방산은 7%에서 10%로 늘일 것. ④콜레스테롤 섭취는 매일 300g으로 반감시킬 것. ⑤감자와 같은 전분류 음식이 풍부한 복합 탄수화물을 많이 먹을 것. ⑥도

정하지 않은 곡류와 그것으로 만든 빵, 과일, 채소와 같이 부피만 크고 영양가가 적은 섬유질 음식을 더 많이 먹을 것 등이다. 그런데 이 같은 내용을 잘 살펴보면, 하나같이 2011년 현재, 대한민국의 식단이 너무나 잘 지키고 있는 사항들이다.

그러므로 필로의 결론은 이렇다. 육류의 섭취량과 동물성지방의 과다섭취로 각종 문제가 많은 미국에서조차 포화지방이 혈중 콜레스테롤 수치를 높여 동맥경화나 심근경색 같은 심혈관계 질환의 원인이 된다는 것을 부정하는 목소리가 높은데, 육류를 그렇게 많이 먹지도 않는 우리나라에서 돼지고기 지방을 심혈관질환의 원인으로 지목하는 것은 부적절하다. 행여 포화지방의 과다섭취가 문제라면, 그것은 돼지고기의 지방이 아니라 다른 식품들의 지방을 많이 섭취했기 때문이라는 것이 필로의 생각이다. 특히 혈관건강과 관련해서 근래에 섭취량이 급격히 늘어난 과자, 케이크, 빵, 도넛, 라면, 튀김, 팝콘 등과 같은 식품들을 주목해야 한다. 이런 식품들에는 포화지방보다 더 혈관건강에 치명적이라는 트랜스지방도 들어 있기 때문이다. 따라서 이런 식품들의 섭취를 줄인다면 돼지고기는 혈관건강에 대한 걱정 없이 오히려 더 많이 섭취해도 된다는 것이 필로의 생각이다.

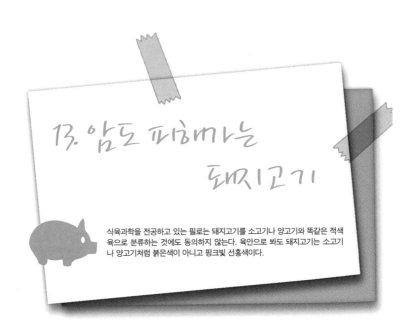

13. 암도 피해가는
돼지고기

식육과학을 전공하고 있는 필로는 돼지고기를 소고기나 양고기와 똑같은 적색
육으로 분류하는 것에도 동의하지 않는다. 육안으로 봐도 돼지고기는 소고기
나 양고기처럼 붉은색이 아니고 핑크빛 선홍색이다.

"콜레스테롤이요? 당연히 나쁘죠!"

필로가 수업 중에 학생들에게 콜레스테롤이 건강에 좋은지
아니면 나쁜지에 대해 묻자 대부분의 학생들은 당연히 나쁘다
고 대답했다. 물론 의식 있는 몇몇 학생들은 혈중 콜레스테롤
수치는 높아도 안 좋고 낮아도 안 좋다고 대답했지만, 아무튼
콜레스테롤이 건강에 좋다고 대답한 학생은 없었다.

"돼지고기요? 당연히 콜레스테롤이 많죠!"

역시 필로의 예상대로 대부분의 학생들은 기름기 많은 돼지
고기는 콜레스테롤이 많다고 대답했다. 이것은 일반인들도 마

찬가지이다. 돼지고기에는 포화지방뿐만 아니라 콜레스테롤도 많아 건강에 좋지 않다고 알고 있는 것이다. 물론 우리나라 사람들이 이렇게 알고 있게 된 것은 그동안 TV나 신문을 포함한 각종 언론매체에서 미국식 영양학이나 의학정보를 그대로 보도했기 때문이다.

그러나 필로는 문화와 식습관이 다른 나라의 연구결과를, 설령 그것이 아무리 선진국의 것이라고 할지라도 아무 여과 없이 그대로 받아들이는 것은 문제가 있다고 생각한다. 최근 우리나라의 식습관이 빠르게 서구화되어 가고 있다고 하더라도 아직까지 대부분의 사람들은 주식으로 밥과 국, 그리고 반찬을 먹고 있기 때문이다. 우리나라는 돼지고기도 삶아서 수육으로 먹거나 불판에 구워먹는다. 또한 미국이나 유럽처럼 돼지고기의 섭취량도 많지 않을 뿐만 아니라 스테이크나 햄 또는 소시지로 먹는 비율도 확연하게 차이가 있다.

그러므로 필로의 결론을 먼저 말하자면, 우리나라에서는 돼지고기의 콜레스테롤에 대해서 서구의 나라들과 다른 평가를 해야 한다. 더구나 육류 섭취량이 우리의 몇 배인 미국이나 유럽에서도 최근 콜레스테롤에 대한 새로운 평가가 이루어지고 있다. 육류 섭취량이 많은 미국이나 유럽에서는 심근경색이나 동맥경화의 발병률이 높아 오랫동안 혈중 콜레스테롤 수치는 낮은 것이 좋다고 생각하여 왔다. 그런데 콜레스테롤 수치를 낮쳤더니 이번에는 암의 발생이 높아진다는 것이 밝혀졌다. 구체적으로 허혈성심장질환의 사망률은 혈중 콜레스테롤 수치가 높은 만큼 높지만, 역으로 암의 사망률은 콜레스테롤 수치가 낮을수록 높게 나타난 것이다.

세계적으로 콜레스테롤과 관련된 연구 중 유명한 것이 MRFIT(Multiple Risk Factor Intervention Trial)이라고 하는 프로젝트였는데[43)44)], 12년간 수행된 이 대규모 연구의 결론은 콜레스테롤 함량은 높아도 낮아도 좋지 않다는 것이었다.[45)] 혈중 총 콜레스

43) Gotto, A. M. (1997). "The Multiple Risk Factor Intervention Trial (MRFIT): A Return to a Landmark Trial." JAMA 277:595-597.

44) Multiple Risk Factor Intervention Trial Research Group (1982). "Multiple Risk Factor Intervention Trial: Risk Factor Changes and Mortality Results." JAMA 248:1465-1477.

45) 콜레스테롤은 미국에서 심근경색이나 협심증이라고 하는 허혈성심질환(虛血性心疾患)의 위험 인자가 콜레스테롤로 알려지면서 콜레스테롤에 대한 부정적인 견해가 생겨나게 되었으며, 불행히도 모든 성인병의 원인이 콜레스테롤인 것으로 생각되기 시작했다. 그러나 연구가 진전됨에 따라 다른 여러 가지 결과들이 나타났다. MRFIT(Multiple Risk Factor Intervention Terial)이라고 하는 프로젝트로 12년간 연구결과, 혈중 총 콜레스테롤치가 증가함에 따라서 총사망률이 증가하지만 콜레스테롤이 감소한다고 해서 사망률이 감소하지는 않는다는 연구결과를 얻었다. 아래 표는 MRFIT의 조사결과를 나타내고 있는데, 이것을 보면 협심증이나 심근경색으로 사망하는 위험은 콜레스테롤이 증가하는 만큼 많아진다. 그러나 암은 완전히 반대이다. 또 뇌졸중에서는 어느 높이까지는 콜레스테롤이 낮을수록 위험도가 적어지지만 가장 높은 콜레스테롤군에서도 위험도가 낮아지고 있다. 이와 같이 콜레스테롤이 작용하고 있는 역할은 질환에 따라서 다양하기 때문에 콜레스테롤이 낮으면 모든 성인병을 예방할 수 있다는 주장은 잘못된 것이다.

mg/dl	160미만	160~199	200~239	240이상
협심증, 심근경색	1.0	1.32	1.99	3.03
뇌졸중	1.0	1.15	1.69	0.91
뇌출혈	1.0	0.44	0.46	0.43
암	1.0	0.81	0.76	0.73
당뇨병	1.0	2.29	4.90	7.36
자살	1.0	0.67	0.58	0.64
알코올 의존증	1.0	0.30	0.43	0.29

〈콜레스테롤과 각 질병과의 상대 사망 위험도: MRFIT 결과요약〉

테롤 수치가 증가함에 따라서 총사망률이 증가하지만, 콜레스테롤이 감소한다고 해서 사망률이 감소하지는 않는다. MRFIT의 조사결과를 보면, 협심증이나 심근경색으로 사망하는 위험은 콜레스테롤이 증가하는 만큼 많아지지만, 암은 완전히 반대이다. 또 뇌졸중에서는 어느 정도까지는 콜레스테롤이 낮을수록 위험도가 낮아지지만, 콜레스테롤이 매우 높아져도 아이러니컬하게 뇌졸중의 위험도가 낮아진다. 이와 같이 콜레스테롤이 작용하고 있는 역할은 질환에 따라 다양하기 때문에 콜레스테롤이 낮으면 모든 성인병을 예방할 수 있다는 생각은 잘못된 것이다.

🐷 🐷 🐷

그럼에도 불구하고 육류섭취량이 많은 미국이나 유럽에서는 소고기, 양고기, 돼지고기 같은 적색육이나 베이컨 같은 가공육을 많이 섭취하면 대장암의 위험이 높아진다는 연구결과를 끊임없이 발표하고 있다. 미국암학회 역학연구실장 마이클 선 박사는 2005년도 미국의학협회 저널에 약 15만 명(50-74세)을 대상으로 실시한 23년에 걸친 조사연구 결과, 적색육이나 가공육의 과다섭취가 대장암과 연관이 있다고 보고하였다. 선 박사는 그러나 대장암에 관한 한 적색육과 가공육보다는 흡연과 비만

이 더욱 위험하다고 밝히고, 특히 비만과 운동부족은 대장암 위험을 2배 증가시킨다고 지적했다.[46]

필로도 많은 문헌을 확인해 본 결과, 확실히 대장암은 여러 가지 암 중에서 음식이나 영양소와의 관련성이 가장 높다는 것에 동의한다. 특히 각 국가별 국민 1인당 육류소비량과 대장암 발생과의 관계를 살펴보면 정비례 관계에 있는 것을 알 수 있다. 1975년도 자료를 보니, 1인당 하루 육류소비량이 280g 정도였던 미국은 대장암 발생률이 10만 명당 40명 정도인 반면, 육류소비량이 40g 미만이었던 일본은 대장암 발생률이 인구 10만 명당 8명에 불과하였다. 물론 단순히 이런 사실 하나만으로 육류 섭취량과 대장암 사이의 인과관계를 결정지을 수는 없다. 하지만 지금까지 이루어진 외국의 분석역학적 연구들에 따르면, 대장암은 과다한 적색육의 섭취나 고지방 식사와 관련성이 있어 보인다.

그런데 적색육이 왜 대장암의 발생률을 증가시키는지에 대해서는 아직까지 확실히 밝혀지고 있지 않다. 몇몇 과학자들은 적

---

46) 한겨레신문, 조선일보(2005년 1월 13일). 적색육 많이 먹으면 대장암 위험. 미국암학회 역학연구실장 마이클 선 박사는 '미국의학협회 저널' 신년례에 발표한 연구보고서에서 이 같은 사실이 확인됐다고 밝혔다. 지금까지 육류의 과다섭취가 대장암과 연관이 있다는 연구보고서가 20여 건 발표되었지만 이 최신 연구보고서는 그 중에서도 최장기간에 걸쳐 실시된 최대규모의 조사분석 결과이다. 한편, 네덜란드 위트레흐트대학 메디컬센터의 페트라 페터스 박사는 같은 의학전문지에 발표한 또 다른 연구보고서에서 유럽 8개국 여성 28만5천 명(25-70세)을 대상으로 식습관을 조사하고 평균 5.4년을 지켜 본 결과, 채소와 과일을 많이 먹는 것이 유방암 위험을 감소시키는 효과가 없는 것으로 나타났다고 밝혔다.

색육을 먹을 때 지방도 같이 섭취하게 되어 과다한 지방이 대장암 발생을 촉진시킬 것이라고 추정하기도 한다. 고지방 식사를 하게 되면 체내의 담즙 분비가 많아지는데, 과다한 담즙은 대장세포의 분열을 촉진하고 장내 세균의 효소작용이 가세하여 발암 과정이 시작된다는 것이다.[47] [48] 그런데 만약 이것이 사실이라면, 적색육을 먹지 않더라도 식물성기름에 튀긴 음식이나 인스턴트식품으로 고지방 식사를 해도 대장암의 위험이 높아진다.

식육과학을 전공하고 있는 필로는 돼지고기를 소고기나 양고

---

47) 서울신문(2007년 12월 11일). 적색육-간, 대장암 외 폐암 위험도 증가시켜. 미국 국립암연구소(NCI)의 아만다 크로스 박사는 식사-건강조사에 참여한 50여만명(50~71세)의 자료를 분석한 결과, 적색육 섭취량 상위 20% 그룹이 하위 20% 그룹에 비해 폐암, 식도암, 간암, 대장암 발병률이 20~60% 높은 것으로 나타났다고 밝혔다. 특히 적색육이 폐암 위험을 높인다는 연구결과가 나온 것은 이번이 처음이다. 크로스 박사는 적색육은 여러 가지 경로로 암을 일으킬 수 있다면서 우선 적색육은 암의 형성과 연관이 있는 포화지방과 철의 공급원이라고 지적했다. 또 적색육에는 NOC, HCA, PATH와 같은 DNA변이를 일으키는 것으로 알려진 화학물질들이 함유되어 있다고 크로스 박사는 밝혔다. 이 연구결과는 과학전문지 '공중과학도서관-의학(Public Library of Science - Medicine)' 최신호에 실렸다.

48) 연합뉴스(2010년 3월 11일). 적색육-대장암 연관성 확인. 미국 국립암연구소(NCI) 암역학-유전학 연구실의 아만다 크로스(Amanda Cross) 박사는 남녀 30만명을 대상으로 평소 적색육과 가공육을 얼마나 먹으며 어떤 방식으로 조리해 먹는지를 묻고 7년 동안 지켜본 결과, 가장 많이 먹는 상위 20% 그룹이 가장 적게 먹는 하위 20% 그룹에 비해 대장암 발병률이 적색육은 평균 24%, 가공육은 16% 높은 것으로 나타났다고 밝혔다. 이들이 적색육을 어느 정도의 온도에서 가열해 조리하는지에 관한 정보를 과학적 데이터베이스와 연계시킨 결과 헴철(hem-iron), 질산염, 아질산염 그리고 헤테로사이클릭 아민 같은 돌연변이원(DNA 변이를 일으키는 인자)들이 문제인 것으로 나타났다고 크로스 박사는 밝혔다. 크로스 박사는 특정 육류를 고온에서 조리했을 때는 조리하지 않은 상태에서 없던 화학물질들이 생성된다면서 조사대상자들의 적색육 조리방법을 대장암 발생률과 연계시켜 분석했을 때 헴철과 헤테로사이클릭 아민은 대장암 위험을 각각 13%와 19% 증가시키는 것으로 나타났다고 말했다. 이 연구결과는 미국암연구학회 학술지 '암 연구(Cancer Research)' 최신호(3월9일자)에 실렸다.

기와 똑같은 적색육으로 분류하는 것에도 동의하지 않는다. 육안으로 봐도 돼지고기는 소고기나 양고기처럼 붉은색이 아니고 핑크빛 선홍색이다. 필로의 연구실은 근섬유조성에 대한 연구를 수년간 해오고 있는데, 돼지고기의 근섬유조성은 확실히 소고기와 달라, 적색근섬유의 비율이 매우 낮다. 따라서 미국의 양돈업계는 적색육이 대장암의 발병을 높인다는 연구결과에 대응하기 위해 돼지고기를 "또 다른 백색육(The Other White Meat)"이라고 부르고 있다.

한편, 대장암은 그렇다고 치고, 네덜란드 위트레흐트대학 메디컬센터의 페트라 페터스 박사는 미국의학협회 저널에 발표한 또 다른 연구보고서에서 유럽 8개국 여성 28만5천 명(25~70세)을 대상으로 식습관을 조사하고 평균 5.4년을 지켜 본 결과, 콜레스테롤이 전혀 없는 채소와 과일을 많이 먹는 것이 유방암 위험을 감소시키는 효과가 없는 것으로 나타났다고 밝혔다. 이처럼 암은 종류도 여러 가지이며, 각각의 암마다 복잡한 유발요인을 가지고 있다. 따라서 콜레스테롤이 많은 식품이라고 해서 무조건 암을 유발할 것이라고 판단하는 것은 잘못된 생각이다.

필로가 살펴 본 많은 자료를 정리해 보면, 콜레스테롤 수치가 낮아지면 암의 발생률이 높아지는 부의 상관관계를 보고하고 있는 연구결과가 많다. 물론 여러 종류의 암마다 정의 상관관계와 부의 상관관계가 혼재하지만, 위암이나 자궁암은 콜레스테롤 수치가 낮으면 발생률이 높아지고, 유방암이나 전립선암은 콜레스테롤 수치가 높으면 발생률이 높아진다. 그러나 전체적으로 보면 콜레스테롤 수치가 낮아지면 암의 발생률과 이로 인한 사망률이 높아진다는 것에는 큰 이견이 없어 보인다. 그러므로 정상인이라면 암과 관련하여 콜레스테롤이 걱정되어 돼지고기 섭취를 의도적으로 피할 이유가 전혀 없다. 아니, 오히려 역설적으로 돼지고기의 섭취가 암의 발병을 낮출 수도 있다.

돼지고기를 먹지 않고 채식위주의 식사를 하여 콜레스테롤 수치가 낮아지면 암의 발생률이 증가하는 이유에 대해서는 많은 견해가 있다. 하지만 필로는 낮은 콜레스테롤 수치가 암의 직접적인 원인이라기보다는 콜레스테롤 수치를 낮추기 위해 노력하는 식습관 때문이라는 해석이 설득력 있어 보인다. 즉, 채식이나 자연식이 좋다고 주장하는 사람들은 콜레스테롤을 낮추기 위한 식단을 만들기 위해 무단한 애를 쓰지만, 콜레스테롤이 부족한 식단은 영양부족이나 영양편중이 될 수밖에 없으며, 이것이 암의 발생요인이 될 수 있다는 사실이다. 아무래도 돼지고기와 같은 동물성식품이 적거나 없는 채식위주의 식단은 양질의 단백질이 부족할 뿐만 아니라 지용성 비타민, 특히 비타민 A나 비타민 E의 결핍을 피할 수 없다.

돼지고기에 풍부한 지용성 비타민들은 체내에서 다양한 기능을 발휘하는데, 암의 발생을 억제하는 역할도 수행한다. 즉, 비타민 A는 암세포의 싹을 제거하여 면역기능을 정상적으로 유지하게 하는 기능이 있을 뿐만 아니라 발암촉진인자들을 제거하는 역할도 한다. 또 천연의 항산화제로 잘 알려진 비타민 E는 정상적인 세포를 튼튼히 지키는 기능을 하며, 불안정하게 산화되기 쉬운 비타민 A의 흡수를 돕기 때문에 우리 몸에 꼭 필요한 물질이다. 물론 채식위주의 식사를 하면서 이런 지용성 비타민들은 알약으로 섭취하면 된다고 말하면 할 말이 없다.

채식위주의 식사를 하여 혈중 콜레스테롤의 수치를 낮추는 것이 암의 발생률을 증가시키는 원인구명에 대해서는 앞으로 더 많은 연구가 있어야 할 것으로 보인다. 하지만 지금까지의 연구결과만으로도 우리나라 사람들이 상식처럼 알고 있는 '콜레스테롤은 나쁜 것이기 때문에 적을수록 좋다'라는 생각은 완전히 바꿔야 할 것 같다. 현재 학계에서는 콜레스테롤 수치가 지나치게 높아지면 심근경색의 위험이 높아지고, 반대로 지나치게 낮아지면 암의 위험성이 높아지는 소위 'U형 곡선'의 관계가 매우 잘 알려져 있다. 이 U형 곡선은 건강을 유지하기 위한 적정 콜레스테롤 수치를 위해 돼지고기와 같은 동물성식품의 섭취가 부족하지 않아야 된다는 것을 암시한다.

현재 우리나라는 미국과 비교하여 육류 섭취량 및 지방 섭취량이 비교가 되지 않게 적다. 과다한 동물성지방을 섭취하고 있는 미국은 사망원인 1위가 순환기질환이다. 물론 그들의 말대로 콜레스테롤이 문제다. 그러나 우리 모두가 잘 알고 있는 바처럼 우리나라는 사망원인 1위가 암이다. 순환기질환의 발병률은 미국의 절반에도 훨씬 미치지 않는다. 필로는 우리나라 사람들이 혈중 콜레스테롤 수치가 낮아서 암의 발병률이 높은 것인지 확실하지는 않지만, 중장년층으로 갈수록 채식위주의 식사를 선호하는 경향이 높은 것은 다소 우려스럽다. 특히 노인들은 여러 가지 이유로 돼지고기를 충분히 섭취하지 못하고 지방의 섭취도 매우 부족하다. 우리나라 노인들은 돼지고기를 단백질뿐만 아니라 지방이나 콜레스테롤을 위해서도 충분히 섭취하는 것이 좋다는 것이 필로의 생각이다.

🐷 🐷 🐷

그동안 우리나라의 각종 언론매체들은 식품의 포화지방이나 콜레스테롤과 관련하여 건강에 좋은지 나쁜지를 혼란스런 용어와 서로 상반된 해석으로 보도하여 왔고, 너무나 많은 정보로 인해 사람들의 혼란은 더욱 가중되었다. 하지만 그 와중에서도 한 가지 분명한 것은 사람들은 건강에 관심이 많기 때문에 그런 정보에 큰 관심과 흥미를 보인다는 사실이다. 미국의 닐슨 마케팅 리서치(Nielsen Marketing Research)에서 식품을 선택하는데 제일 중요시하는 점이 무엇인지를 여론조사를 통해 알아본 결과, 1

위는 저지방/저콜레스테롤(58.6%), 2위는 염분(41.3%), 3위는 칼로리(38.2%), 그리고 4위는 카페인(31.2%)이 적은 식품을 우선 선택한다고 조사되었다. 이 같은 결과는, 물론 미국 이야기지만, 현대인들이 식생활과 관련하여 콜레스테롤에 대해 얼마나 스트레스를 받고 있는지 잘 나타내고 있다.

도대체 콜레스테롤이 무엇이기에 현대인들에게 이런 스트레스를 주는가? 왜 우리나라 사람들은 삼겹살을 먹으면 혈중 콜레스테롤 수치가 높아져 고지혈증이나 심장병에 걸린다고 오해하는가? 이러한 질문의 명쾌한 대답을 위해서는 콜레스테롤에 대한 간단한 이해가 먼저 필요하다. 혈액의 콜레스테롤은 리포단백질이라고 하는 형태를 하고 있다. 리포단백질은 가운데가 물에 녹지 않는 중성지방과 에스테르형의 콜레스테롤이며, 그 주위를 인지질과 유리형 콜레스테롤이 감싸고 있고, 인지질인 수용성 부분과 유리형 콜레스테롤의 수산기(-OH)가 수용성의 단백질과 접하고 있다. 따라서 리포단백질은 지용성인 중심 부분을 수용성이 감싸고 있기 때문에 혈액에 섞여 혈류를 따라 지방이 필요로 하는 곳까지 운반될 수 있다.

리포단백질은 비중에 따라 크게 4가지로 분류되는데, 비중이 낮은 순으로 킬로미크론(chylomicron), VLDL(very low density lipoprotein, 초저비중 리포단백질), LDL(low density lipoprotein, 저비중 리포단백질), HDL(high density lipoprotein, 고비중 리포단백질)이 있다. 가장

비중이 높은 HDL은 단백질이 40~50%를 차지하고 있는 반면, 가장 비중이 낮은 킬로미크론은 단백질이 2%, 지질이 98% 정도를 차지하고 있다. 킬로미크론은 음식물로부터 흡수한 지방을 간장에 운반하는 역할을 하며, VLDL은 중성지방을 지방산으로 분해하여 지방조직에 보내거나 에너지로 전환되는 것 외에 지용성 비타민도 운반하는 역할을 한다. 이렇게 이동한 VLDL은 중성지방을 분해하는 효소인 리파제에 의해 LDL로 변화한다.

LDL은 우리 몸 구석구석의 세포에 콜레스테롤을 운반하는 리포단백질로, 지금까지는 혈중 LDL이 많아지면 동맥경화의 원인이 되기 때문에 나쁜 콜레스테롤로 알려져 있다.

한편, 말초조직의 세포로부터 남은 콜레스테롤을 받아 간장으로 운반하는 것이 HDL이다. HDL은 여분의 콜레스테롤을 회수하기 때문에 LDL과 비교하여 좋은 콜레스테롤이라고 불리며 성분의 절반 정도가 단백질이다. HDL이 회수한 콜레스테롤은 간장에서 분해되어 담즙산으로 되고 담즙 내로 이행하여 지질의 소화에 사용된다.

LDL이 세포에 콜레스테롤을 운반해 오면, 세포의 표면에는 LDL-리셉터라고 하는 수용체가 있어 콜레스테롤을 받아들인다. LDL-리셉터는 모든 세포의 표면에 있지만, 약 50% 정도가 간장에 집중되어 있다. 간장은 음식을 통해 포화지방산이나 콜레스테롤이 체내로 많이 들어오면 그 농도를 신호로 LDL-리셉터 수를 줄이고, 그렇게 되면 많은 양의 LDL이 혈액 속에 남게 된다. 이렇게 혈액에 많은 양의 LDL이 남아 있는 상태가 오랫동안 지속되면 고지혈증이나 동맥경화의 원인이 되며, 이 때문에 포화지방산의 과잉섭취가 혈중 콜레스테롤의 증가를 초래한다고 알려져 있다.

그러나 채식주의자들의 주장처럼 콜레스테롤이 많은 돼지고기를 자주 먹는다고 고지혈증이나 동맥경화에 쉽게 걸리는 것은 아니다. 먼저 그들의 주장처럼 돼지고기에는 콜레스테롤이 그렇게 많이 들어 있지 않다. 예를 들어 다가불포화지방이 많아 건강에 좋다고 여겨지고 있는 등푸른 생선에는 돼지고기보다 콜레스테롤이 더 많이 함유되어 있다. 100g당 무게로 환산했을 때 고등어는 약 95mg의 콜레스테롤을 함유하고 있지만 돼지고기는 약 70mg 정도가 들어 있다. 게다가 이것을 칼로리로 환산하면, 100칼로리당 고등어는 약 50mg이지만 돼지고기는 절반 수준인 약 24mg 정도에 불과하다. 고등어가 돼지고기보다 훨씬 더 많은 콜레스테롤을 함유하고 있다는 소리다.

그렇다고 필로가 돼지고기보다 콜레스테롤이 많은 고등어가 고지혈증이나 동맥경화에 훨씬 나쁘다고 말하는 것은 아니다. 콜레스테롤은 식품으로부터 섭취되는 것보다 체내에서 합성되는 양이 훨씬 많고, 콜레스테롤의 합성은 지방뿐만 아니라 탄수화물이나 단백질로부터도 만들어지기 때문이다. 이는 콜레스테롤이 전혀 없는 식물성식품이 혈관건강에 좋다고 주장하는 채식주의자들이 새겨들을 필요가 있다. 즉, 콜레스테롤이 전혀 없는 채식위주의 음식을 섭취하더라도 콜레스테롤은 체내에서 합성되고, 그렇게 합성된 콜레스테롤이 혈중에 많이 존재하고 체내에서 대사가 되지 않으면, 혈관 내에 남아 변성되고 혈관을 막아 동맥경화가 된다.

사실 다양한 음식을 통하여 섭취되는 콜레스테롤은 체내 합성량의 약 1/3에 불과하다. 인간의 신체는 놀랍게도 만약 음식을 통해 섭취되는 콜레스테롤의 양이 많아지면 스스로 콜레스테롤의 합성을 억제하여 체내 콜레스테롤의 양을 일정하게 만든다. 체내 콜레스테롤의 합성에 사용되는 재료는 지질, 당질, 단백질의 3대 영양소이며, 인체는 설탕, 버터, 계란으로부터도 콜레스테롤을 만든다. 그러나 이런 음식들이 직접 콜레스테롤로 변환되는 것은 아니며, 먼저 지질, 당질, 단백질이 분해되는 과정에서 만들어진 아세틸코에이(Acetyl-CoA)가 콜레스테롤 생성의 출발점이 된다. 아세틸코에이는 탄소 2개를 포함한 단순한 구조의 화합물로서, 18개의 아세틸코에이가 21단계의 복잡한 효소반응을 통해 콜레스테롤로 만들어진다.

콜레스테롤의 합성은 아세틸코에이가 충분히 축적되는 휴식 시 활발하게 일어난다. 또 식사량이 많거나 설탕을 섭취했을 때 등, 체내에 급속히 에너지가 유입된 경우에도 합성이 활발하게 이루어진다. 반대로 지속적으로 천천히 하는 운동, 즉 유산소 운동을 하고 있을 때는 콜레스테롤은 생합성되지 않는다. 이 말은 지방이나 콜레스테롤을 먹지 않더라도 과식이나 단음식을 많이 섭취하고 운동을 하지 않으면 콜레스테롤이 체내에서 다량 합성된다는 것이다. 즉, 굳이 돼지고기를 먹지 않더라도 밥과 된장국으로 과식하거나 또는 설탕이 들어간 커피를 자주 마시고 책상에 오래 앉아 있으면 체내에서 콜레스테롤이 많이 만들어진다는 말이다.

채식이 육식보다 좋다고 주장하는 사람들이 가장 강조하는 과학적인 사실은 두 가지다. 첫째, 식물성식품에는 포화지방이 없지만 육류에는 많다. 둘째, 육류의 포화지방이 혈중 콜레스테롤 수치를 높인다. 이 두 가지 내용은 과학적으로 전혀 틀린 말이 아니다. 그러나 그래서 돼지고기를 먹으면 혈중 콜레스테롤 수치가 높아져 동맥경화 같은 심혈관질환이 유발된다고 말하면 옳지 않다. 그 이유는 동맥경화를 유발할 정도로 혈중 콜레스테롤 수치가 높아지기 위해서는 돼지고기를 엄청 많이 자주 먹어야 하기 때문이다. 앞에서도 설명했지만 만약 우리나라에서 어떤 사람이 혈중 콜레스테롤 수치가 높게 나왔다면, 그건 돼지고기를 과다하게 섭취했기 때문이라기보다 다른 지방질 식품을 과다하게 섭취했기 때문으로 보는 것이 타당하다.

그런데 동맥경화라는 것은 돼지고기를 먹지 않아도 나이가 들면 자연스럽게 나타나는 생리적 현상이다. 나이가 들면 피부나 근육이 노화되는 것처럼 혈관도 나이를 먹어감에 따라 다양한 요인에 의해 탄력성을 잃어가는 것이다. 동맥경화를 유발하는 요인은 200가지도 넘으며, 고혈압, 당뇨병, 흡연 등도 주요 요인이다. 물론 높은 혈중 콜레스테롤 수치가 가장 결정적인 원인이다. 그런데 혈중 콜레스테롤 수치도 여러 가지 요인들과 관련이 있으며, 유전적인 요인도 무시할 수 없는 중요한 요인이다. 이것을 돼지고기 중 지방함량이 많은 삼겹살과 관련지어 설명하면, 혈중 콜레스테롤 수치가 매우 높은 사람이라면 삼겹살의 섭취를 피할 필요가 있지만, 혈중 콜레스테롤 수치가 그리 높지 않은 사람이라면 삼겹살 먹는 것을 무조건 피할 이유가 없다는 말이다.

채식이 좋다고 홍보하는 사람들은 그들의 주장에 힘을 싣기 위해 종종 엉뚱한 설을 만들어내기도 한다. 그중 하나가 콜레스테롤이 많은 고기를 먹으면 사람이 짐승처럼 폭력적이 된다는 것이다. 물론 이런 설에는 과학적인 근거가 전혀 없다. 오히려 과학적으로 혈중 콜레스테롤 수치가 낮을수록 사람이 폭력적이 된다는 연구결과가 있다. 필로의 친구 중 핀란드 헬싱키대학의 에로 풀라니 교수(Dr. Eero Pulanne)는 세계식육과학기술학술대회(ICoMST) 위원장인데, 그의 대학동료인 버쿠닌 교수(Dr. Virkkunen)는 매우 흥미로운 연구를 실시했단다. 핀란드 감옥에 수감되어 있는 범죄자들을 살인이나 강도 같은 폭력성 범죄자와 사기나 절도 같은 비폭력성 범죄자로 구분하여 혈청 콜레스테롤을 비교하였더니, 폭력적인 범죄자 쪽의 혈청 콜레스테롤이 낮은 결과를 얻었단다. 그는 같은 연구를 소년원에 있는 청소년을 대상으로 실시했는데, 결과는 역시 공격적인 성격을 가진 청소년들의 혈청 콜레스테롤 수치가 낮았단다. 이 같은 연구결과는 어떤 음식을 먹느냐에 따라 성격도 달라질 수 있다는 것을 의미한다.

그러고 보니 필로가 개인적으로 만난 채식주의자들은 하나같이 깡마르고 예민한 성격을 소유한 사람들이었다. 반대로 돼지고기를 좋아하는 사람들은 얼굴에 기름기가 흐르고 성격도 여유롭고 넉넉했다. 물론 다 그런 것은 아니지만 대체적으로 그렇다는 말이다. 그런데 과학자들은 혈청 콜레스테롤 수치가 낮으면 우울증에 걸리기 쉽거나 폭력적이 되는 이유가 뇌 속에 세로토닌이 부족하기 때문이라는 증거를 찾아냈다. 세로토닌에 대해서는 앞의 10장에서 자세히 설명한 바와 같이 돼지고기의 섭취와 체내 콜레스테롤 수치에 많은 영향을 받는다.

콜레스테롤은 세포막의 성분인 인지질에 존재하며 결합이 약하기 때문에 혈청중의 콜레스테롤과 교체되는데, 세포막의 콜레스테롤 함량이 낮아지면 세로토닌의 흡수가 어려워진다. 그러나 콜레스테롤의 함량이 많아지면 세로토닌의 수용체인 흡수 부위가 더욱 많이 노출되기 때문에 혈중으로부터 많은 양의 세로토닌을 흡수할 수 있게 된다. 최근의 연구에 의하면 혈청 콜레스테롤을 저하시키면 자살이나 폭력행위까지는 아니더라도 가정이나 직장에서 모욕적인 말을 자주 하게 되며, 성격도 반항적이 되어 공격적으로 된다는 보고도 있다.[49] 물론 그 이유는 뇌 속의 세로토닌 함량이 부족해지기 때문이다. 그러므로 필로는 좋은 성격을 위한 적정 콜레스테롤 수준을 유지하기 위해서라도 돼지고기는 주기적으로 먹는 것이 좋다고 생각한다.

---

49)2001년 의학잡지 'Epidemiology'지에 실린 연구논문(Epidemiology, 12:168-172)에서 캐나다 오타와주 보건센터의 엘리슨(Ellison) 박사와 모리슨(Morrison) 박사는 1970년에서 1972년 사이의 캐나다의 영양조사에서 참여자 11,554명의 사망을 연구했는데 1993년까지 27명이 자살했다고 발표했다. 그들은 자살한 사람들은 콜레스테롤 수치가 감소되어 있었기 때문에, 자살 위험이 이미 증가되어 있다는 것을 발견했다고 하면서, 자살과 혈청 콜레스테롤 수치 사이의 관계를 설명하기 위한 많은 기전들을 제안했다. 예를 들면, 낮은 콜레스테롤 수치는 세로토닌 수치를 낮게 유도하고 낮은 콜레스테롤 수치는 우울증의 결과일 수 있거나, 증가된 인터류킨-2 수치가 낮은 콜레스테롤과 낮은 멜라토닌 수치의 원인이 될 수 있다는 등이다.

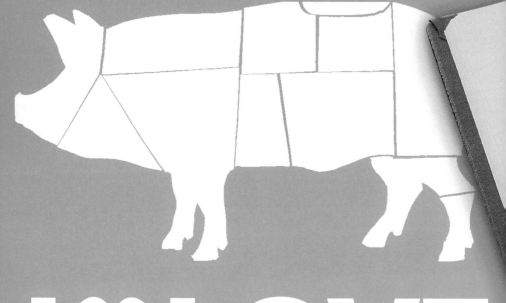

I ♥ LOVE
KOREAN
PORK

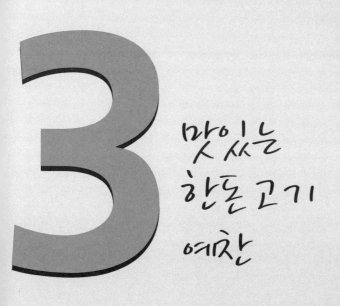

3

맛있는
한돈고기
예찬

I 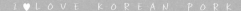 LOVE KOREAN PORK

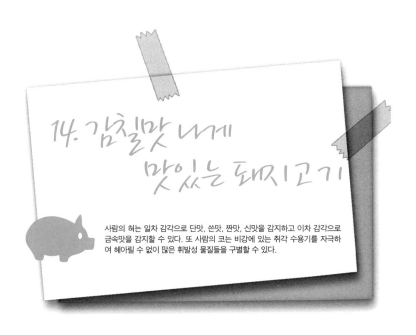

14. 감칠맛 나게
맛있는 돼지고기

사람의 혀는 일차 감각으로 단맛, 쓴맛, 짠맛, 신맛을 감지하고 이차 감각으로
금속맛을 감지할 수 있다. 또 사람의 코는 비강에 있는 취각 수용기를 자극하
여 헤아릴 수 없이 많은 휘발성 물질들을 구별할 수 있다.

　잘 달구어진 철판 위에서 지글지글 소리를 내며 구어지고 있
는 삼겹살은 보기만 해도 입안에 군침을 돌게 만든다. 숯불에
구운 돼지갈비 한 점을 상추에 싸서 입에 넣고 씹으면 둘이 먹
다 하나가 죽어도 모를 감칠맛이 입안을 가득 채운다. 잘 삶아
진 돼지수육은 새우젓에 찍어 먹기만 해도 부드러운 질감이 쫀
득쫀득하게 씹히면서 혀끝에 찰싹 달라붙는다. 돼지족발은 먹
기도 전에 이미 그 구수한 향미가 입맛을 돌게 만들고, 김치찌
개는 돼지 뒷다리살이나 앞다리살이 들어가야 비로소 김치찌개
다운 맛이 완성된다. 이처럼 돼지고기는 부위에 상관없이 모든

사람들의 입맛을 사로잡는 대단히 맛있는 식품이다.

그렇다면 왜 돼지고기는 그 어떤 식품보다 모든 사람들의 입맛을 사로잡을 만큼 맛이 있으며, 한번 그 맛을 경험하고 나면 좀처럼 잊지 못하고 다시 먹고 싶게 만드는 것일까? 필로는 그 이유가 돼지고기의 독특한 MAF 3 조성, 즉 근섬유(Muscle fiber) 조성, 아미노산(Amino acids) 조성 및 지방산(Fatty acids) 조성에 있다고 믿는다. 돼지고기는 다른 육류에 비해 적색근섬유와 백색근섬유를 적절히 혼합하고 있기 때문에 소고기처럼 질기거나 물고기처럼 무르지 않은 조직감을 가지고 있다. 또 돼지고기는 양질의 아미노산들을 풍부히 갖추고 있어 구수하고 감칠맛이 나는 핵산물질을 다량 만들어낸다. 그리고 돼지고기는 식물성 식품에는 전혀 없는 포화지방산을 소고기처럼 많이 가지고 있지도 않고, 불포화지방산과 적절히 균형을 갖추고 있어 풍미가 남다르게 좋다. 따라서 필로는 이 독특한 "돼지고기의 MAF 3 조성"이야말로 사람들의 입맛을 사로잡는 돼지고기 맛의 비밀이라고 주장한다.

맛있는 돼지고기의 풍미(風味)는 주로 혀에서 느끼는 맛과 코에서 느끼는 냄새 그리고 입속의 압력과 열감 등이 종합하여 결정된다. 돼지고기의 풍미를 구성하는 휘발성 성분은 주로 비강의 천장에서 감지되며, 비휘발성 성분은 혀에서 감지된다. 그리고 눈, 코, 입의 유리말단 신경이 자극되어 감지되는 화학적 자극이나 온도차이 등도 풍미의 감지에 지대한 영향을 미친다. 그래서 따끈따끈한 돼지고기가 차갑게 식은 것보다 훨씬 맛있게 느껴진다. 이렇게 느껴지는 돼지고기의 풍미는 사람의 부교감신경계를 자극하여 활성화함으로서 영양소 분해와 관련된 체내 대사활동을 촉진시킨다. 맛있는 돼지고기를 먹으면 소화가 잘 되는 이유가 바로 이런 원인 때문이다. 그런데 돼지고기의 전체적인 풍미에는 맛보다 냄새가 더 중요하게 작용한다.

사람의 혀는 일차 감각으로 단맛, 쓴맛, 짠맛, 신맛을 감지하고 이차 감각으로 금속맛을 감지할 수 있다. 또 사람의 코는 비강에 있는 취각 수용기를 자극하여 헤아릴 수 없이 많은 휘발성 물질들을 구별할 수 있다. 일반적으로 조리하지 않은 돼지고기는 단 냄새와 미미한 짠맛을 가지고 있으며, 동시에 금속성의 피맛을 가지고 있다. 그러나 실제 돼지고기의 진정한 풍미는 요리를 위한 가열처리의 과정 중에 발현되는데, 돼지고기를 가열하면 약 1,000개 이상의 휘발성 물질들이 생성된다. 이렇게 생성된 휘발성 물질들은 가열 중에 비휘발성 전구체들과 서로 반응하여 돼지고기의 독특한 맛과 냄새를 형성한다.

돼지고기의 지방은 융점이 낮고 휘발성 물질들을 많이 함유하고 있기 때문에 맛있는 냄새를 책임지는 1차적인 물질이라고 할 수 있다. 또한 돼지고기의 지방은 돼지고기를 입안에 넣고 씹을 때 부드러운 식감을 느끼게 한다. 돼지고기의 단백질은 가열하면 단단히 굳어지지만 지방은 녹아나기 때문에 요리된 돼지고기의 조직감을 부드럽게 만드는 역할을 한다. 따라서 일반적으로 삼겹살이나 돼지목심같이 지방함량이 많은 부위는 구워 먹어야 제 맛을 음미할 수 있다. 우리나라보다 지방의 섭취가 많은 외국의 경우에는 삼겹살보다 등심이나 안심을 스테이크로 먹는 것을 더욱 선호하는데, 이 경우에도 소위 마블링(marbling)이 많은 상강육(霜降肉)이 그렇지 않은 것에 비해 맛이 월등히 좋은 것으로 평가된다.

돼지고기를 좋아하고 또 자주 먹는 필로는 종종 삼겹살을 불판에 구워 정말 맛있게 먹는다. 그러나 보통 때는 끓는 물에 삶아 지방을 쏙 뺀 수육을 훨씬 더 좋아하는데, 개인적으로 돼지고기 지방의 맛보다 단백질의 맛을 더 좋아하기 때문이다. 돼지고기의 지방이 맛있냐 아니면 단백질이 맛있냐는 질문의 정답은 있을 수 없다. 그 이유는 맛의 평가라고 하는 것은 매우 주관적인 것이고 개인적인 경험이나 교육에 의해서도 지대하게 영향을 받기 때문이다. 하지만 분명한 것은 등심이나 안심같이 지방이 없는 부위를 굽게 되면 기름기가 없어 퍽퍽하고 맛이 없지만, 삼겹살이나 목심 또는 목심살같이 지방이 많은 부위는 기름기가 많아 부드럽고 맛도 좋게 느껴진다. 그래서 돼지고기를 맛있게 먹으려면 부위에 따라 조리하는 방법이 달라져야 한다.

그런데 미국이나 유럽 사람들처럼 고기를 매일 매끼 먹는 사람들은 지방을 과다하게 섭취하기 때문에 삼겹살같이 지방함량이 많은 부위를 꺼리며, 오히려 지방의 맛보다 단백질 맛을 더욱 선호한다. 돼지고기를 보통 사람들보다 많이 먹는다고 자부하는 필로도 지방의 맛보다는 단백질의 맛을 더욱 좋아하는데, 돼지고기의 지방은 처음엔 강한 맛이 있지만 맛의 깊이가 옅고 지속도 짧은 반면, 잘 숙성된 돼지고기의 단백질은 처음엔 맛의 강도가 크진 않지만 맛이 깊고 지속도 길게 간다. 그건 마치 삼겹살을 불판에 구울 때 나는 향미와 막 삶은 수육에서 나는 향미의 차이 같은 것이다. 그러나 어떤 맛이 더 좋은가는 전적으로 개인의 취향에 따라 달라질 수 있다.

한편, 돼지고기에는 식물성식품에서는 찾아볼 수 없는 감칠맛이란 것이 있다. 일반적으로 사람들은 단맛(甘味), 쓴맛(苦味), 짠맛(塩味) 및 신맛(酸味)은 잘 알고 있으나 감칠맛에 대해서는 잘 알지 못한다. 감칠맛은 학계에서 우마미(旨味, umami)로 알려지고 있는데, 맛에 대해 연구를 많이 하는 일본에서 발견하여 명명한 것이다. 즉, 예전에는 모든 음식의 맛을 단맛, 쓴맛, 짠맛, 신맛의 4가지 맛의 조합으로 설명하였으나, 1908년 일본의 과학자 키쿠나에 이케다(池田菊苗) 박사는 육수를 잘 우려내면 4가지의 맛으로는 도저히 설명할 수 없는 또 다른 제 5의 맛, 즉 밋밋한 듯 구수하면서 자꾸 끌리는 신비한 맛을 발견하고, 이것을 우마미로 명명하였다. 그래서 오늘날 모든 식품의 맛은 단맛, 쓴맛, 짠맛, 신맛, 감칠맛의 5가지로 표현된다. 그러므로 만약 돼지고기를 먹지 않고 채식만 한다면 이 감칠맛을 즐기지 못하는 안타까운 인생이 된다.

잘 구운 돼지고기 한 점을 입에 넣고 씹으면 확실히 다른 식품과 구별되는, 특히 식물성식품에서는 느낄 수 없는 감칠맛을 느낄 수 있다. 이것은 돼지고기의 단백질이 분해되어 나오는 아미노산들에 의해 만들어지는 맛인데, 이런 유리아미노산들이 만들어내는 맛 중에 특히 글루탐산이 감칠맛에 크게 영향을 미친다. 사탕수수에도 많은 글루탐산은 정제하면 조미료인 MSG(monosodium glutamate)가 된다. MSG 자체는 그 맛이 밋밋하지만 다른 식품의 맛 성분과 결합하면 그 맛을 몇 배씩 증폭시키는 특성이 있다. 따라서 글루탐산이 돼지고기의 지방산들이나 다른 아미노산들의 맛을 몇 배씩 상승시켜 전체적으로 돼지고기를 맛있게 만든다고 할 수 있다.

하지만 그렇다고 돼지고기 특유의 감칠맛이 글루탐산에 의해 결정되는 것은 아니다. 글루탐산은 야채나 다른 식물성식품에도 들어 있기 때문이다. 따라서 야채나 다른 식물성식품에는 없는 감칠맛을 돼지고기가 가지고 있는 이유는 따로 있다고 할 수 있다. 즉, 식물성식품에는 없지만 돼지고기에는 있는 감칠맛의 성분은 바로 이노신산(inosinic acid)이다. IMP로도 알려져 있는 이노신산은 생체에너지라고 할 수 있는 ATP가 분해되면서 생긴다. 따라서 움직임이 없는 식물들은 ATP가 많지 않기 때문에 이노신산을 생성하지 못하지만, 움직임이 많은 돼지의 근육에는 ATP가 다량 함유되어 있고, 따라서 돼지고기 속에서는 많은 이노신산이 만들어진다.

돼지고기 속에서 많이 생성되는 이노신산은 핵산조미료의 핵심원료로 사용되는 물질이다. 만약 이 핵산조미료의 원료인 이노신산이 또 다른 조미료의 원료인 글루탐산과 결합하면 맛의 강도는 그야말로 비약적으로 증진된다. 따라서 야채나 콩과 같은 식물성식품에도 글루탐산이 있지만 돼지고기에 비해 감칠맛이 없는 결정적인 이유는, 돼지고기에 있는 이노신산이 글루탐산과 함께 맛 성분들의 강도를 폭발적으로 증폭시키기 때문이다. 즉, 이노신산이야말로 돼지고기의 감칠맛을 책임지는 결정체인 것이다. 그러므로 돼지고기가 괜히 감칠맛이 나는 것이 아니다. 정말 감칠맛의 성분을 가지고 있기 때문에 감칠맛이 나는 것이다.

🐷 🐷 🐷

필로는 김치찌개도 돼지고기가 들어 있는 것을 좋아한다. 김치찌개에 김치만 넣고 끓이면 맛이 별로 없는데, 사람들은 맛을 좋게 하기 위해 조미료(MSG)를 첨가하거나 참치 같은 다른 식재료를 넣기도 한다. 하지만 다른 식재료보다 돼지고기를 넣으면 김치찌개의 맛이 비교할 수 없이 좋아지며, 굳이 조미료를 넣지 않아도 된다. 돼지고기에는 화학조미료보다 더 좋은 천연 핵산물질이 많이 존재할 뿐만 아니라 맛좋은 지방산 성분과 아미노산 성분도 풍부히 들어 있기 때문이다.

그런데 돼지고기가 다른 식품에 비해 맛이 있는 것은 이노신산에 기인한 감칠맛 때문이지만, 전적으로 그것 때문만이라고는 할 수 없다. 즉, 맛이라고 하는 것은 매우 복잡하여 다양한 성분이 복합적으로 작용하며, 여기에 냄새까지 합쳐져서 맛있는 돼지고기의 풍미가 완성된다. 그런데 앞에서 설명한 것처럼, 돼지고기의 풍미에는 맛보다 냄새가 더 중요하게 작용하며, 냄새는 요리를 위한 가열처리를 할 때 발현된다. 따라서 열처리의 방법에 따라 돼지고기의 풍미는 달라질 수 있는데, 돼지고기의 풍미 형성에 기여하는 전구물질들은 돼지고기를 구성하고 있는 다양한 성분들로부터 온다.

돼지고기의 풍미에 중요하게 영향을 미치는 성분은 지방, 탄수화물 및 수용성 비단백질 물질들이다. 돼지고기에 존재하는 지방은 근내지방의 주요 구성성분인 중성지질과 세포막의 조직성분인 인지질이며, 수용성 물질로는 아미노산, 펩타이드, 환원당, 비타민 및 뉴클레오타이드 등이 있다. 이런 것들을 총칭하여 돼지고기의 풍미전구물질이라고 하는데, 풍미전구물질들은 돼지의 근육이 사후변화를 거치는 동안 만들어진다. 즉, 도축가공된 돼지고기는 냉장저장되면서 시간이 경과함에 따라 당분해(glycolysis), 단백질분해(proteolysis), 지방분해(lipolysis), 산화(oxidation), 열분해(pyrolysis) 등을 통해 많은 풍미전구물질들을 만들어낸다.

돼지고기를 가열처리하면 풍미전구물질들로부터 본격적으로 구체적인 풍미물질들이 만들어진다. 즉, 열처리를 받은 풍미전구물질들은 여러 가지 반응에 의해 다양한 휘발성 물질들을 만들어낸다. 이 휘발성 물질들은 돼지고기의 풍미에 주요 역할을 하는 질소, 유황 및 산소를 포함하는 물질들로, 특히 파이라진(pyrazine)군, 하이드로퓨라노이드(hydrofuranoid)군, 락톤(lactone)군 및 옥사졸린(oxazoline)군 등과 지방산화와 유리지방산에서 파생되는 지방족 탄화수소, 방향족 탄화수소, 알코올, 에스터, 알데하이드 및 케톤 등으로 구성된다. 이렇게 많은 풍미물질들이 총체적으로 연합하여 맛있는 돼지고기의 풍미를 결정하는 것이다.

돼지고기를 가열하면 수용성 물질, 즉 유리당, 당인산염, 당뉴클레오타이드, 유리아미노산, 펩타이드, 뉴클레오타이드, 글라이코펩타이드, 유기산, 크레아틴 및 크레아티닌 등으로부터도 다양한 풍미물질이 만들어진다. 그러나 돼지고기의 독특한 풍미를 발현하는데 결정적인 역할을 하는 풍미전구물질은 지방조직으로부터 유래된다. 즉, 소고기나 양고기 또는 닭고기의 수용성 추출물을 가열하면 돼지고기와 비슷한 풍미가 형성되지만, 지방조직을 가열하면 돼지고기와 확연하게 다른 휘발성 물질들이 생산된다. 따라서 돼지고기만의 독특한 풍미는 지방에서 온다고 할 수 있다.

돼지고기의 풍미에 결정적으로 영향을 미치는 맛있는 냄새는 돼지고기가 가열처리를 받을 때 발생하는 지방반응에 의해 만들어진다. 돼지고기의 지방은 고온에서 유발되는 산화반응을 통하여 풍미물질을 생성하는데, 불포화지방산이 고온에서 산화되어 생성하는 주된 물질은 2, 4-데카디에날(2, 4-decadienal)들이다. 포화지방산도 여러 가지 지방산화물질들을 만드는데, 그 중 알데하이드류는 메일라드반응에 관여하여 새로운 풍미물질을 생성하기도 한다. 일반적으로 저온에서 지방산들이 장기간 산화되어 만들어내는 산화물질들은 불쾌한 냄새가 나지만, 고온에서 단시간에 만들어지는 산화물질들은 맛있는 냄새가 난다.

그러므로 돼지고기의 맛있는 냄새는 필로가 주장하는 "돼지고기의 MAF 3 조성" 중 지방산 조성에 결정적인 영향을 받는다. 예를 들어 돼지고기는 소고기에 비해 포화지방산의 비율이 낮고 불포화지방산인 리놀레산이나 아라키돈산을 많이 함유하고 있다. 물론 돼지고기의 지방산 조성은 닭고기의 지방산 조성과도 차이가 있으며, 특히 식물성지방과는 확연한 차이가 있다.

그래서 돼지고기의 지방은 다른 식품들의 지방에 비해 확연하게 차이가 날 정도로 맛이 있는 것이다.

그런데 많은 사람들이 돼지고기의 지방은 맛은 있지만 건강에는 안 좋을 것이라고 오해하고 있다, 하지만 음식을 조리하는 유지(기름) 성분 중 트랜스지방이 심혈관질환 등 성인병의 주요 원인으로 밝혀지면서 미국에서는 '라드'라는 돼지지방의 인기가 높아지고 있다.[50] 이 '라드'가 기존 콩에서 뽑은 기름인 대두경화유를 대체하는 웰빙 기름으로 부상하고 있는 것이다. 경화유는 수소를 인위적으로 첨가해 만든 것으로 트랜스지방의 주범으로 여겨지고 있는데, 대두경화유는 트랜스지방산이 36.7%에 이른다.

우리나라에서도 근래 트랜스지방이 요주의 대상이 되면서 패스트푸드 업체들은 트랜스지방을 많이 발생시키는 경화유 대신 식물성기름을 쓴다고 밝히고 있다. 하지만 그들이 교체한 기름의 주종을 이루는 팜유는 성질상 포화지방산 함유량이 높은 탓

---

50) 농민신문(2005년 11월 23일). 웰빙 식재료로 주목받는 돼지지방. 이 기사를 작성한 정영철 박사는 다음과 같이 말한다. 현재 한국에서는 대두경화유와 카놀라유를 8대 2의 비율로 섞어 쓰고 있다. 경화유는 수소를 인위적으로 첨가해 만든 것으로 트랜스지방의 주범으로 여겨지고 있다. 대두경화유는 트랜스지방산이 36.7%에 이른다. 포화지방산 역시 섭취량을 줄여야 할 대상이지만 트랜스지방산은 포화지방산보다 더 안 좋다. 주목할 것은 돼지지방에 트랜스지방산이 전혀 없다는 점이다. 돼지지방은 경화유에 비해 포화지방산 함량이 높지만 버터나 쇠기름, 팜유 등에 비해서는 낮다. 더구나 돼지지방은 어떤 식품에 사용하더라도 가장 좋은 맛을 낼 수 있는 기름으로 평가받고 있다. 때문에 캐나다 최대의 돼지고기 가공업체는 돼지지방만 따로 모아 쇼트닝 형태의 기름으로 판매하고 있다.

에 영양적인 면에서는 질이 좋지 않은 기름으로 평가받는다. 식품의약품안전청 자료에 따르면 팜유는 포화지방산이 50% 수준으로 소기름(45.5%)보다 많고 돼지기름(39.5%)보다도 더욱 많다. 그런데 돼지지방에는 트랜스지방이 전혀 없으며, 포화지방산 함량도 버터나 팜유 등에 비해서 낮다. 그리고 결정적으로 돼지지방은 어떤 식품에 사용하더라도 가장 좋은 맛을 낼 수 있는 기름으로 평가받는다.

한편, 가열된 돼지고기의 냄새를 좌우하는 물질은 메일라드(Maillard)반응이나 티아민(thiamine) 분해를 통해서도 형성된다. 전체 풍미물질의 약 90% 정도가 지방반응에서 유래하고, 나머지 약 10% 정도는 메일라드반응이나 티아민의 분해를 통해 생성되는 것이다. 일반적으로 티아민의 분해보다는 메일라드반응을 통해 더 많은 종류의 휘발성 물질들이 생성되는데, 생성되는 휘발성 물질들이 적다고 이들 반응이 돼지고기의 풍미에 미치는 영향이 적다는 의미는 아니다. 즉, 돼지고기의 관능적인 평가는 어떤 성분의 절대량에 의해 결정되는 것보다는 그것의 감지역치(sensory threshold, 感知閾値)에 대한 상대적인 양에 의해 더욱 영향을 받는다. 따라서 삼겹살을 제외한 다른 돼지고기 부위들은 지방 함량은 적고 단백질 함량이 많기 때문에 메일라드반응을 통해 생성되는 휘발성 물질들의 중요성이 크다고 할 수 있다.

돼지고기는 단백질의 함량이 풍부할 뿐만 아니라 아미노산 조성도 매우 우수하다. 따라서 돼지고기를 가열하면 아미노산의 아미노기와 환원당의 카보닐기의 반응인 메일라드반응을 통해 여러 가지 풍미물질들이 생성된다. 이런 풍미물질들은 주로 퓨란(furan), 퓨라논(furanone), 파이란(pyran), 파이라진(pyrazine), 타이오졸(thiozole), 타이아졸린(thiazoline), 옥사졸린(oxazoline) 등과 같이 탄소 이외의 원소를 함유한 복소환식화합물(heterocyclic compound, 複素環式化合物)이다. 티아민이 분해하면 티오펜(thiophene), 티아졸(thiazole), 퓨란(furan) 등이 생성되고 황화수소(H_2S)가 발생되는데, 황화수소는 퓨라논과 반응하여 돼지고기의 강한 풍미를 발현한다.

다른 한편, 돼지고기 중 안심이나 등심 또는 뒷다리나 앞다리같이 지방이 많지 않은 부위의 풍미는 다양한 비휘발성 성분에 의해서도 크게 영향을 받는다. 이러한 비휘발성 성분들도 가열처리를 받는 동안 많은 변화를 일으키며 다양한 풍미물질을 만들어낸다. 일반적으로 돼지고기의 단맛은 포도당, 리보스(ribose), 과당 등에서 오며, 짠맛은 다양한 무기염과 글루타민산소다 및 아스파틴산소다 등에서 오고, 신맛은 젖산과 여러 가지 다른 산들에서 기인한다. 또 돼지고기의 구수한 감칠맛은 앞에서 설명한 바와 같이 다양한 유리아미노산들과 글루탐산 및 이노신산에서 온다.

그러므로 돼지고기의 맛있는 냄새가 "돼지고기의 MAF 3 조성" 중 지방산 조성에 지대한 영향을 받는다면, 돼지고기의 맛있는 풍미는 아미노산 조성에 의해 결정적인 영향을 받는다고 할 수 있다. 한편, 고기는 질기거나 퍽퍽해도 맛이 없게 느껴지는데, 돼지고기의 연하고 부드러운 조직감은 전적으로 근섬유 조성에 영향을 받는다. 근섬유 조성에 대해서는 뒤에서 보다 자세히 다루겠지만, 사실 돼지고기의 독특한 지방산 조성이나 아미노산 조성은 모두 근섬유 조성의 지배를 받는다. 즉, 돼지고기의 독특한 근섬유 조성에 따라 지방산 조성이나 아미노산 조성이 결정되고, 이런 이유로 돼지고기가 모든 사람의 입맛을 사로잡을 만큼 맛있는 것이다.

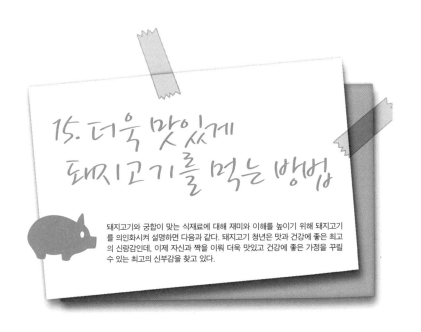

15. 더욱 맛있게 돼지고기를 먹는 방법

돼지고기와 궁합이 맞는 식재료에 대해 재미와 이해를 높이기 위해 돼지고기를 의인화시켜 설명하면 다음과 같다. 돼지고기 청년은 맛과 건강에 좋은 최고의 신랑감인데, 이제 자신과 짝을 이뤄 더욱 맛있고 건강에 좋은 가정을 꾸릴 수 있는 최고의 신부감을 찾고 있다.

필로는 돼지고기를 먹을 때 절대 혼자 먹지 않는다. 물론 돼지고기는 혼자서 먹어도 맛이 있지만 둘이 먹으면 더욱 맛이 있기 때문이다. 특히 사랑하는 가족이나 친구들과 함께 돼지고기를 먹으면 그 맛이 몇 배나 증가한다. 그러나 아무리 돼지고기가 맛이 있어도 관계가 좋지 않은 사람과 얼굴을 맞대고 먹고 있으면 그렇게 맛있게 느껴지지 않는다. 돼지고기를 더욱 맛있게 먹기 위해서는 좋은 사람과 함께 먹는 것이 가장 중요하다는 말이다.

이것을 돼지고기 입장에서 설명해도 마찬가지이다. 돼지고기는 반드시 다른 좋은 식재료와 함께 먹어야 더욱 맛이 있다. 물론 돼지고기는 그 자체가 맛이 있기 때문에 단지 소금에 찍어 먹기만 해도 충분히 맛이 있다. 하지만 그렇게 먹으면 금방 질려서 많이 먹을 수 없을 뿐만 아니라 건강에도 그리 바람직하지 못하다. 그래서 음식점에서 돼지고기를 구워 먹을 때도 상추나 깻잎에 싸서 마늘을 된장에 찍어 넣고 먹어야 맛있으며, 집에서 돼지고기를 이용하여 요리를 만들 때도 버섯이나 감자 또는 당근과 같은 야채와 함께 만들어야 그 맛이 더욱 좋아진다. 또한 서양식 레스토랑에서 포크찹 같은 스테이크를 먹을 때도 삶은 브로콜리나, 으깬 감자, 살짝 데친 당근 또는 푸른 야채샐러드 등을 같이 먹어야 제 맛을 음미할 수 있다. 물론 돼지고기 장조림을 만들 때도 고추나 통마늘을 넣어야 하고, 하다못해 돼지고기를 볶을 때도 버섯이나 야채를 넣고 같이 볶아야 맛도 좋아지고 건강에도 좋은 요리가 된다.

필로가 채식은 지독한 편식이지만 육식은 균형식이라고 하는 이유가 바로 여기에 있다. 돼지고기는 항상 다른 식재료와 함께 먹을 수밖에 없기 때문이다. 거의 모든 음식전문가들도 돼지고기는 항상 색깔이 있는 야채나 과일 등과 함께 요리를 해야 좋다고 말한다. 색이 좋은 식재료와 함께 조리된 돼지고기 요리는 맛있게 보여 식욕을 자아낼 뿐만 아니라 몸이 요구하는 영양성분들이 골고루 들어가 건강에도 이롭기 때문이다. 특히 야채는 돼지고기에는 부족한 비타민 C나 칼륨(K)과 같은 미네랄, 그리고 섬유질이 풍부하기 때문에 돼지고기와 함께 섭취하는 것이 영양학적으로 바람직하다. 그렇다고 모든 야채나 과일 또는 해산물 같은 식재료들이 돼지고기와 잘 어울리는 것은 아니다. 소위 돼지고기와 궁합이 맞는 식재료가 따로 있다는 소리다.

돼지고기와 궁합이 맞는 식재료에 대해 재미와 이해를 높이기 위해 돼지고기를 의인화시켜 설명하면 다음과 같다.

돼지고기 청년은 맛과 건강에 좋은 최고의 신랑감인데, 이제 자신과 짝을 이뤄 더욱 맛있고 건강에 좋은 가정을 꾸릴 수 있는 최고의 신부감을 찾고 있다. 그러기 위해서는 돼지고기 청년이 가지고 있는 장점은 더욱 살려주고 부족한 점은 채워줄 수 있는 신부감이 필요하다. 돼지고기 청년은 여러 종류의 야채 아가씨들과 데이트를 해보았고 다양한 과일 처녀들과 미팅도 해보았다. 심지어 그는 이질적인 문화를 가진 해산물 아가씨들과도 사귀어 보았다. 그 결과, 돼지고기 청년은 그동안 그가 겪은 경험과 정보를 토대로 자신과 궁합이 맞는 최고의 신부감 후보를 다음과 같이 선정했다.

돼지고기 청년이 선정한 1등 신부감은 새우젓 아가씨다. 돼지고기 청년이 새우젓 아가씨와 함께 있으면 맛도 좋아질 뿐만 아니라 소화도 잘 되기 때문이다. 돼지고기 청년의 주성분은 단백질과 지방인데, 이것들이 체내에서 아미노산과 지방산으로 분해되기 위해서는 단백질 분해효소인 프로테아제와 지방 분해효소인 리파아제가 필요하다. 그런데 새우소녀가 소금에 절여져 발효되는 신부수업을 받는 동안 대단히 많은 양의 프로테아제와 리파아제가 생성되어 성숙해진 새우젓 아가씨의 기능성은 한층 높아진다. 따라서 돼지고기 청년이 새우젓 아가씨와 결혼을 하면 새우젓 아가씨가 돼지고기 청년의 소화제 역할을 하여 소화가 매우 잘 되게 만든다. 그런데 새우젓 아가씨의 사촌인 홍어회 아가씨나 사돈의 팔촌인 김치처녀 같은 발효식품들에도 이런 소화효소들이 풍부하다. 그래서 옛날부터 우리나라 사람들은 돼지고기, 삭힌 홍어, 김치를 삼합이라고 부르며 즐겨왔다. 경험적으로 그렇게 함께 먹으면 맛도 좋고 소화도 잘 된다는 것을 잘 알고 있었기 때문이다.

담백하고 구수한 성품의 돼지고기 청년이 새우젓 아가씨 다음으로 선정한 최고의 신부감은 매콤하면서도 알싸한 향을 풍기는 마늘, 부추, 양파 같은 처녀들이다. 이런 아가씨들은 눈물이 핑 돌 정도로 자극적인 매력의 황화아릴을 가지고 있는데, 황화아릴은 돼지고기 청년이 풍부하게 가지고 있는 비타민 B1의 소화흡수를 도울 뿐만 아니라 당질의 에너지 변환을 촉진하여 비만을 방지하게 만든다. 특히 마늘처녀는 열량이 적고 저지방이라 더욱 돼지고기 청년과 잘 어울리는데, 마늘처녀의 알리신이란 성분이 돼지고기 청년에게 있는 티아민이란 성분의 소화흡수를 용이하게 만든다. 참고로 티아민은 쌀을 주식으로 하는 우리나라 사람들에게 모자라기 쉬운 영양소이다. 한편, 부추 처녀의 향은 돼지고기 청년의 잡냄새를 없애는데 효과적이며, 양파처녀의 매운맛은 돼지고기 청년의 지방을 분해하고 산성을 중화하는데 큰 도움을 준다.

대한민국의 돼지고기 청년은 흔쾌히 동의하지 않지만 사람들은 표고버섯 아가씨도 좋은 신부감이라고 추천한다. 물론 표고버섯 아가씨는 향긋한 향이 진하고 맛도 좋아 돼지고기 청년과 잘 어울리지만, 그것보다 사람들이 표고버섯 아가씨를 최고의 신부감으로 추천하는 이유는 돼지고기 청년이 포화지방과 콜레스테롤을 많이 가지고 있다고 생각하기 때문이다. 즉, 표고버섯 아가씨의 섬유질과 항암효과가 있는 렌티난(lentinan)은 콜레스테롤이 체내에 흡수되는 것을 억제해주고, 에리타데닌(eritadenine) 성분은 혈압을 떨어뜨리는 기능성을 가지고 있기 때문이다. 따라서 돼지고기 형제들 중 삼겹살이나 목심처럼 지방함량이 많은 청년들은 표고버섯 아가씨가 좋은 신부감이 될수 있다. 참고로 정력가로 유명한 로마의 시저가 가장 좋아했던 음식이 바로 돼지고기에 표고버섯을 넣은 음식이었다고 한다.

한편, 돼지고기 중에는 종종 돼지냄새(웅취)나 잡냄새가 나는 것이 있는데, 돼지고기를 더욱 맛있게 먹기 위해서는 이런 냄새는 무조건 없애야 한다. 이런 불쾌취를 제거하는 데 효과적인 식재료로는 생강, 계피, 월계수, 녹차, 후추, 커피 등이 있다. 생강은 씻어서 통째로 찜요리에 쓰거나 편으로 썰어서 넣으면 잡냄새 제거에 효과적이며, 돼지고기를 재는 양념에 곱게 다져 넣어도 좋다. 계피는 돼지고기를 삶은 물에 넣으면 냄새를 잡아줄 뿐 아니라 강한 향미가 돼지고기 속에 깊이 배여 맛을 풍부하게 해준다. 돼지고기의 누린내를 없애는데 효과적인 월계수는 돼지고기를 염지할 때 한두 장 넣고 함께 버무려주고 조리가 끝나면 바로 건져낸다. 녹차의 카테킨 성분은 잡냄새 제거뿐만 아니라 돼지고기 지방의 흡수도 막아주는데, 녹차가루를 양념할 때 그대로 섞는다. 후추는 돼지고기를 찌거나 삶을 때 약간만 넣어야 하는데, 너무 많이 넣으면 매운 후추 향이 남을 수 있기 때문이다. 인스턴트커피도 돼지고기를 삶는 물에 한 숟가락 정도 넣고 삶으면 잡냄새도 없어지고 구수한 맛이 더해진다.

다른 한편, 매실, 양파, 사과, 파인애플 등을 즙을 내어 돼지고기와 섞어주면 육질이 연해지고 부드러워진다. 매실은 강한 해독과 살균 효능이 있는 카테킨산을 함유하고 있는데, 신맛은 강하지만 알칼리성 식품이기 때문에 돼지고기와 함께 먹으면 중화효과도 크고 육질도 부드럽고 연하게 만든다. 양파즙도 밑양념으로 사용하면 육질이 부드러워지고 누린내도 없애준다. 돼지고기를 밑간할 때 사과즙을 사용하면 특유의 상쾌함이 더해져 누린내도 없어지고 음식 맛이 개운해진다. 만약 육질이 질길 경우에는 사과즙과 함께 레몬즙을 첨가하면 더욱 효과적으로 연도가 증진된다. 파인애플에는 단백질 분해 효소가 있어 질긴 돼지고기에 파인애플즙을 살짝 넣으면 놀라운 연육효과를 얻을 수 있다.

상술한 것처럼 맛있는 돼지고기를 더욱 맛있게 먹기 위해서는 궁합이 맞는 식재료와 함께 먹는 것이 좋다. 하지만 돼지고기는 궁합이 맞는 식재료와 같이 먹기 이전에 기본적으로 상추나 깻잎 같은 야채와 함께 먹어야 한다. 마치 돼지고기 청년에게 새우젓, 마늘, 부추, 양파, 표고버섯 아가씨들이 좋은 가정을 꾸리기 위해 찾아야 하는 신부감이라면, 각종 야채는 이미 한집에 살고 있는 형제자매들과 같다. 야채는 선택이 아닌 필수라는 소리다. 야채에는 항산화 효과가 좋은 비타민 E가 풍부한데, 야채를 돼지고기와 함께 먹어야 비타민 E의 흡수와 이용이 효율적으로 이루어진다. 즉, 지용성 비타민인 비타민 E가 체내에서 흡수되기 위해서는 지방이 필요하고, 만약 지방과 함께 양질의 단백질이 있으면 체내의 여러 조직으로 수송이 활발해진다. 따라서 지방과 함께 양질의 단백질이 풍부한 돼지고기야말로 야채 속에 들어 있는 비타민 E를 효율적으로 이용할 수 있는 최고의 식품인 것이다.

돼지고기를 야채와 함께 먹어야 하는 또 다른 이유는 야채 속에 풍부한 식이섬유 때문이다. 일반적으로 식이섬유는 체내에서 소화효소에 의해 잘 소화되지 않는데, 수분을 흡수하여 변의 양을 늘림으로써 변비를 방지하고 장내의 노폐물을 원활하게 배설시키는 역할을 한다. 뿐만 아니라 식이섬유는 콜레스테롤, 지방 또는 당분 등도 흡착하여 배설시키는 역할을 하기 때문에 돼지고기를 많이 먹을 때는 야채와 함께 먹는 것이 건강에 바람직하다. 특히 콜레스테롤 수치가 높은 사람이나 중성지방이 걱정되는 사람은 돼지고기를 먹을 때 필히 야채와 함께 먹어야 한다. 한편, 야채의 식이섬유는 장내 환경을 좋게 하여 대장암의 예방효과도 있는 것으로 알려지고 있는데, 식이섬유는 야채 중에서도 상추, 깻잎, 오이 등에 많이 들어 있다. 일반적으로 생으로 먹는 야채보다 가열하여 먹는 녹황색 야채가 섬유질도 많을 뿐만 아니라 많이 먹을 수 있기 때문에 돼지고기 요리에는 녹황색 야채를 이용하는 것이 좋다.

🐷 🐷 🐷

맛있는 돼지고기를 더욱 맛있게 먹기 위해서는 돼지고기의 장점을 살릴 수 있는 조리가 필요하다. 특히 돼지고기는 각 부위마다 근섬유 조성이 다르기 때문에 지방함량이나 육질의 차이가 큰 편이다. 예를 들어 삼겹살은 근간지방과 몇 개의 근육이 대략 절반씩 섞여 있고 지방함량이 50% 내외로 매우 높지만, 안심은 단일 근육으로 이루어져 있고 지방함량도 3% 내외 밖에 안 된다. 따라서 이 둘은 같은 조리방식으로 요리를 하면 안 되고, 삼겹살은 구이용으로 이용하고 안심은 스테이크나 동그랑땡 같은 요리에 이용하는 것이 좋다. 이처럼 돼지고기를 더욱 맛있게 먹기 위해서는 부위별로 그 특성을 잘 파악하여 적절한 방법으로 조리하는 것이 매우 중요하다.

우리나라 사람들이 가장 선호하는 돼지고기 부위는 삼겹살이다. 한국은 세계에서 가장 많은 삼겹살을 수입하고 있어 "세계 삼겹살의 블랙홀"이라 불릴 정도로 삼겹살의 인기가 높은데, 축산과학원이 조사한 자료에 따르면, 국내 소비자가 선호하는 돼지고기 부위 순서는 삼겹살(48.6%), 목심(25.1%), 갈비(15.6%), 등심(4.3%), 안심(2.9%), 사태(1.6%), 앞다리(1.0%), 뒷다리(0.5%)였다.[51] 심지어 유명 브랜드돈육 회사인 (주)선진의 직원 735명을 대상으로 한 설문 조사에도 73.1%가 가장 즐겨 먹는 부위로 삼겹살을 꼽았다. 이처럼 우리나라 사람들이 가장 좋아하는 삼겹살은 110kg 돼지 1마리에서 고작 10kg 내외 밖에 생산되지 않기 때문에 당연히 가격이 비싸다.

---

51) 농촌진흥청 축산연구소 보고서(2002년). 쇠고기, 돼지고기에 대한 소비자 의향 조사. 이 보고서는 우리나라 돼지고기 산업이 당면하고 있는 문제로 선호도 차에 의한 부위 간의 극심한 수요불균형을 지적하고 있다. 삼겹살 및 갈비 부위는 공급이 달리는 반면 등심, 뒷다리 등의 부위는 적체 현상이 심해 업계의 경영을 압박하고 있기 때문에 비선호 부위에 대한 국내 소비진작이 절실한 실정이라고 보고하고 있다.

삼겹살은 말 그대로 지방과 살코기가 세 겹으로 층을 이뤄 맛이 무척 고소하고 좋지만 지방함량이 너무 많다는 것이 단점이다. 따라서 끓는 물에 삶거나 숯불에 구워 지방함량을 대폭 빼고 먹는 수육이나 구이가 삼겹살의 좋은 조리방법이다. 특히 삼겹살로 편육이나 보쌈고기를 만들면 퍽퍽하지 않고 쫀득쫀득하여 다른 부위보다 훨씬 맛이 좋다. 삼겹살을 구워 먹을 경우, 필로의 연구실에서 실험을 한 결과, 돌판이나 두꺼운 불판에 구울 때는 9~10mm 두께가 좋은 반면, 얇은 프라이팬에서는 6~7mm두께의 삼겹살이 좋은 것으로 평가되었다.

목심은 삼겹살에 비해 지방층이 얇고 살이 두툼하다. 지방과 살코기의 비율이 알맞으며 근간지방과 근내지방이 골고루 분포되어 있어 소금구이에 안성맞춤이다. 씹는 맛이 쫄깃쫄깃하며 특유의 고소한 맛이 있어 보쌈이나 주물럭, 스테이크 등에도 적합하다. 또한 목심살은 김치찌개나 김치찜, 양념구이 등 부재료나 양념과 잘 어울려야 하는 요리에도 두루 쓰이는 부위다. 특히 돼지고기 부위 중 불고기 요리를 하면 가장 맛있는 부위가 목심살인데, 불고기용으로 사용할 때는 0.5cm 두께로 잘라 양념에 재웠다가 익히면 좋다.

갈비는 늑골(갈비뼈) 1~5번까지의 갈비덧살을 포함한 부위로 용도에 따라 마구리뼈를 포함한 것도 있다. 전반적으로 지방층이 두껍고 근육 내에 지방이 잘 박혀 있으며 살코기는 연하고 풍미가 좋아 찜이나 구이를 하면 맛이 좋다. 갈비뼈에서 나오는 엑기스가 살로 스며들어 독특한 맛을 내는 역할을 하는데, 고추장 양념으로 매운 돼지갈비찜을 하면 어른들 입맛에 잘 맞고, 어린 돼지의 갈비를 양념해 통째로 오븐에 구워 '바비큐 립'을 만들면 아이들이 좋아한다.

등심은 목심에서 꼬리 쪽으로 이어지는 등심근 부위로 근막 같이 질긴 결체조직이 없고 살코기만으로 이루어져 있기 때문에 전혀 질기지 않다. 등심근은 운동량이 많지 않은 근육이기 때문에 적색근섬유 비율이 낮아 고기결이 부드럽고 육색도 핑크빛 선홍색을 띠는 것이 특징이다. 근내지방 함량이 많지 않은 등심은 얇은 지방막이 표면을 둘러싸고 있는데 이를 완전히 제거하고 요리하면 고기가 금방 단단해져 퍼석퍼석해진다. 우리나라에서는 주로 돈가스(pork cutlet)에 많이 사용되지만, 포크찹(pork chop), 불고기, 장조림, 찜 등에도 좋은 부위이다.

안심은 돼지의 갈비 내측 복강 쪽에 붙어 있는 부위로 둥글고 긴 막대 모양을 한 살코기 덩어리다. 돼지고기 부위 중에서 가장 연하며 결이 고운 것이 특징인데, 지방질이 거의 없고 단백질이 많으며 맛이 담백해 성인병이나 비만인 사람들도 안심하고 먹을 수 있다. 치아가 약한 사람이나 나이 드신 어른들께 특히 좋다. 안심은 근섬유의 방향이 일정하기 때문에 장조림용으로 매우 적합한데, 장시간 삶으면 퍽퍽해지기 때문에 너무 굽거나 삶지 않도록 해야 한다. 또한 안심은 제육자반에 이용해도 좋고, 지방 함유량이 낮기 때문에 탕수육 등의 튀김 요리에도 좋다. 안심은 대단히 부드럽고 담백한 맛이 나는 부위이기 때문에 구이나 튀김요리를 할 때는 고온으로 단시간에 고기표면을 굳혀 고기 자체의 맛을 즐길 수 있도록 하는 것이 좋다.

앞다리 부위는 지방이 적고 살코기가 많지만 고기결이 약간 거칠고 육색도 다른 부위에 비해서 짙다. 여러 근육이 모여 있기 때문에 근막이 많아 다소 질기다. 따라서 얇게 썰어 로스, 국거리, 보쌈, 편육, 불고기, 카레용 등으로 이용하면 좋다. 한편, 뒷다리 부위는 엉덩이 부위의 고기로 살집이 두껍고 지방은 적은 편이다. 돼지고기 부위 중 살코기 함량이 가장 많고 크기가 커서 통째로 햄이나 소시지, 육포 등 육가공식품을 만드는데 주로 사용된다. 뒷다리살은 볼기살, 설기살, 도가니살, 보섭살, 사태 등으로 나누는데 다른 부위에 비해 씹는 맛이 좋아 앞다리 부위와 마찬가지로 국거리나 불고기용으로 사용하면 좋다.

이처럼 돼지고기는 7개 주요 부위가 각각 그 육질이 매우 다르기 때문에 각 부위에 적합한 조리방법으로 요리를 하여야 제 맛을 즐길 수 있다. 그런데 여기서 한 가지 꼭 짚고 넘어가야 될 것이 있다. 필로가 위에서 설명한 삼겹살, 목심, 갈비, 등심, 안심, 앞다리, 뒷다리 부위는 우리나라 축산물위생관리법 시행규칙에 나오는 돼지고기 대분할육 7개 부위의 공식명칭이다(농림

수산식품부고시 제2010-136호, 2010.12.29). 그런데 현재 우리나라 시장에서는 위의 공식명칭이 제대로 지켜지지 않고 유사한 명칭이나 다른 명칭이 혼용되고 있어 많은 사람들을 혼란케 하고 있다. 이것은 매우 잘못된 불법행위로 꼭 시정되어야 할 사항이다.

돼지고기 대분할육의 명칭과 관련하여 가장 우선적으로 시정되어야 할 예는 '앞다리'와 '뒷다리' 부위를 '전지'와 '후지'로 부르는 것이다. 전지나 후지는 일본식 명칭인데 예전에 돼지고기를 일본으로 수출할 때, 수출업자들이 일본 바이어와 상담을 용이하게 하기 위해 사용하다 보니 국내에서도 광범위하게 사용하게 되었다. 그래서 지금은 공영방송에서조차 전지나 후지를 마치 우리나라 공식명칭처럼 사용하고 있다. 하지만 앞다리와 뒷다리가 우리나라 법에 명시되어 있는 공식명칭이니 만큼 전지나 후지라는 명칭의 사용은 자제되고 시정되어야 한다는 것이 필로의 생각이다.

또한 목심을 목살이라고 부르는 것도 잘못된 용어의 사용이다. 이것은 대분할육과 소분할육을 혼동하여 생긴 것으로 추정되는데, 그래도 목심을 소분할육 명칭으로 부르려면 '목심살'이라고 해야 정확하다. 이처럼 현재 우리나라 시장에서는 돼지고기의 대분할육과 소분할육의 명칭이 제대로 지켜지고 있지 않는데, 이런 이유 때문에 돼지고기 부위에 대한 정확한 명칭을 제대로 알고 있는 소비자가 그리 많지 않다. 필로는 이것도 절대적으로 시정되어야 한다고 생각하는데, 그 이유는 그래야 소비자들이 돼지고기를 부위별로 제대로 알고 그에 맞는 조리법으로 더욱 맛있게 먹을 수 있기 때문이다.

🐷 🐷 🐷

우리나라 축산물위생관리법에 명시되어 있는 돼지고기 소분할육은 모두 22개이다. 물론 소분할육은 7개의 대분할육에서 각각 분리된다. 즉, **삼겹살 부위**(삼겹살, 갈매기살, 등갈비, 토시살, 오돌삼겹), **목심 부위**(목심살), **갈비 부위**(갈비, 갈비살, 마구리), **등심 부위**(등심살, 알등심살, 등심덧살), **안심 부위**(안심살), **앞다리 부위**(앞다리살, 앞사태살, 항정살), **뒷다리 부위**(볼기살, 설깃살, 도가니살, 홍두깨살, 보섭살, 뒷사태살)이다. 그러므로 삼겹살을 제외하고 소분할육의 명칭은 뒤에 '살'이 붙는다고 생각하면 쉽게 대분할육과 소분할육의 명칭을 구분할 수 있다. 그리고 앞에 소개되지 않은 소분할육의 **명칭들**(예를 들어, 낙엽살, 가브리살, 치마살, 천겹살, 볼살, 꽃살, 황제살, 꼬들살, 오겹살 등)은 모두 불법적인 용어라고 생각하면 된다. 이런 용어의 사용은 돼지고기 시장을 더욱 혼란하게 만들어 소비자들의 돼지고기에 대한 불신을 조장할 수 있다.

한편, 대분할육을 구성하고 있는 소분할육들도 각각 육질의 차이가 있는데, 특히 그 중에서도 독특한 부위는 희소성 때문에 인기가 높다. 대표적인 부위가 바로 갈매기살과 항정살이다. 갈매기살은 갈비뼈 안쪽의 횡경막을 이루는 부위로 돼지 한 마리에서 약 150g의 두 개가 생산된다. 횡경막은 근육질의 힘살이기 때문에 갈매기살은 국물을 내는데 적합하나, 불에 구워 먹어도 쫄깃쫄깃한 맛을 즐길 수 있다. 항정살은 돼지의 목에서 어깨까지 연결되는 목덜미 근육으로 돼지 한 마리에서 약 200~400g 정도 나온다. 옅은 핑크빛을 띠며 지방이 고르게 퍼져 있어 부드러운 탄력과 육즙이 일품이다. 마치 소고기의 차돌박이 같다고 해서 '돼지고기의 진주'라는 칭호도 얻고 있으며, 구이용으로 적합하다.

돼지고기의 소분할육 중 가장 질긴 부위가 바로 사태다. 사태는 전완골을 감싸고 있는 앞사태와 하퇴골을 감싸고 있는 뒷사태가 있는데, 섬유질 방향이 일정하기 때문에 블록형태로 잘게 썰어 장조림이나 스프 등과 같이 시간을 들여 요리하는 용도에 이용하면 좋다. 또 육색이 짙고 질기기 때문에 함박스테이크 등을 만드는 다짐육용으로 이용해도 좋은데, 이때는 겉면의 질긴 근막은 반드시 제거한 다음 이용하는 것이 좋다.

상술한 바와 같이 돼지고기는 부위별로 특성에 맞는 조리방법으로 요리를 하여야 하는데, 그 이유는 돼지고기의 지방이나 단백질, 또는 비타민과 같은 영양성분들은 조리방법에 따라 그

함량이나 성질이 변하기 때문이다. 특히 조리방법에 따라 가장 변동이 심한 성분은 지방이다. 필로는 우리나라의 평균 돼지고기 섭취량을 감안하면 돼지고기의 지방섭취를 의도적으로 피할 이유는 전혀 없다고 생각하지만, 그래도 건강상의 이유로 돼지고기 지방을 꺼리는 사람은 삼겹살이나 목심 같은 부위는 피하거나 삶아서 수육으로 먹으면 좋을 것이다. 물론 돼지고기의 다른 부위들은 기름에 튀기지만 않으면 어떻게 요리하든 지방함량이 문제가 되지 않는다.

일반적으로 우리나라 사람들은 돼지고기를 음식집에서 먹을 때 주로 구워 먹는데, 돼지고기를 불에 구워 먹는 바비큐 (barbecue) 방식은 돼지고기의 담백한 맛과 향미를 증진시키는 좋은 조리방법이다. 특히 숯불구이처럼 훈연의 효과가 있는 구이방식은 돼지고기에 훈연취를 더해 향미를 더욱 좋게 만들며, 부위에 따라서는 지방이나 콜레스테롤의 함량을 상당량 줄일 수 있어 에너지는 감소시키면서도 양질의 단백질을 확보하는 좋은 방법이라 할 수 있다. 또한 구이방식은 돼지고기 속에 풍부한 비타민 B1의 손실도 비교적 적게 만드는 조리법으로 알려져 있다.

일반 가정집에는 주로 돼지고기를 프라이팬을 이용하여 굽거나 볶아 먹는데, 이때 돼지고기가 타는 것을 방지하기 위해 조리용 기름을 사용하면 에너지가 약간 증가할 수 있다. 따라서 지방의 섭취를 꺼리는 사람은 조리용 기름을 첨가하지 않아도 고기가 눌어붙지 않는 프라이팬을 사용하는 것이 좋으며, 돼지고기 자체에 있는 지방을 이용하여 프라이팬 바닥에 기름칠을 하고 조리하는 것이 권장된다. 조리는 먼저 프라이팬을 어느 정도 달군 다음 돼지고기를 올리고, 한쪽 면이 열에 구워져 표면 단백질이 굳어지면 바로 뒤집어 반대쪽 표면의 단백질도 응고시키는 것이 내부의 육즙 손실을 막아 맛도 좋고 영양성분의 손실도 적게 하는 방법이다.

필로는 개인적으로 돼지고기를 수육처럼 삶거나 찜처럼 쪄먹는 것을 좋아하는데, 삶거나 찌는 조리법은 비록 비타민이나 미네랄 성분이 감소되지만, 지방이나 콜레스테롤의 섭취를 절반 이상 줄일 수 있는 가장 좋은 방법이다. 따라서 수육은 지방이 많은 삼겹살과 같은 부위를 이용하는 것이 좋은데, 만약 등심이나 뒷다리 같은 부위를 삶거나 찌면 고기가 퍽퍽해지고 맛이 없어진다. 갈비와 같이 질긴 결합조직이 많은 부위는 오랫동안 가열처리를 하여 조직을 연하게 만드는 것이 필요하기 때문에 찜을 해먹는 것이 좋다.

돼지고기를 기름에 튀겨서 먹으면 맛은 상당히 좋아지지만 섭취되는 에너지도 그만큼 높아진다. 더구나 돈가스처럼 튀김가루나 반죽 또는 빵가루를 고기에 입혀 튀기면 지방이나 에너지가 증가한다. 특히 빵가루를 입혀서 튀긴 경우에는 더욱 에너지가 증가하는데, 돼지고기를 튀기면 비타민 B1이 튀기는 기름 속으로 녹아 나와서 크게 줄어든다. 하지만 돼지고기에 두껍게 튀김가루나 반죽을 입혀 튀기면 육즙이 쉽게 달아나지 않기 때문에 맛도 좋고 영양성분의 손실도 막을 수가 있다.

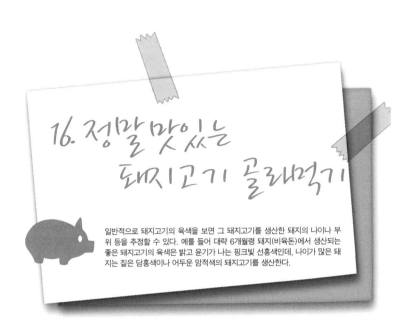

16. 정말 맛있는 돼지고기 골라먹기

일반적으로 돼지고기의 육색을 보면 그 돼지고기를 생산한 돼지의 나이나 부위 등을 추정할 수 있다. 예를 들어 대략 6개월령 돼지(비육돈)에서 생산되는 좋은 돼지고기의 육색은 밝고 윤기가 나는 핑크빛 선홍색인데, 나이가 많은 돼지는 짙은 담홍색이나 어두운 암적색의 돼지고기를 생산한다.

　돼지고기를 맛있게 먹기 위해서는 육질이 좋은 돼지고기를 골라야 하고, 육질이 좋은 돼지고기를 고르기 위해서는 육질에 대해 알아야 한다. 그런데 돼지고기를 좋아하거나 또는 자주 많이 먹는 사람들 중에서도 돼지고기의 육질에 대해 체계적으로 설명할 수 있는 사람은 그리 많지 않다. 심지어 돼지고기 판매업에 종사하는 사람들조차 돼지고기의 육질에 대해 잘못 알고 있는 경우도 많다. 따라서 일반인들은 물론 돈육산업계에 종사하는 사람들도 돼지고기 전문가들이 말하는 육질에 대해 알아두면 좋은 돼지고기를 고르는 데 많은 도움이 된다.

우리나라에는 돼지고기의 품질, 즉 돈육질에 대해 공부하고 연구하는 과학자들이 많이 있다. 그런 전문가들 중 경남과학기술대학교의 김일석 교수는 돈육질을 관능적 품질(육색, 풍미, 다즙성, 연도 등), 기능적 품질, 위생적 품질 및 안전성 등에 의해 종합적으로 결정되는 것으로 규정한다.[52] 반면, 농촌진흥청 축산과학원 축산물이용과장인 김동훈 박사는 돼지고기의 품질을 크게 내적품질과 외적품질로 나누는데, 내적품질은 돼지고기의 외관, 맛, 영양성분, 안전성 등이며, 외적품질은 특정 국가나 지역의 문화적, 인종적, 윤리적 가치관이 반영된 가격, 원산지, 가축정보, 브랜드 등이라고 규정한다.[53]

이처럼 전문가들은 돈육질을 복잡하고 체계적으로 평가하지만, 보통 일반 소비자들은 단순히 돼지고기의 색깔, 지방의 함량, 신선도, 조직감 등으로 쉽게 평가한다. 즉, 일반인들은 돼지고기의 관능적 품질만 돈육질이라 생각하지만 전문가들은 관능적 품질에 영향을 미치는 다른 요인들까지 돈육질의 범주에 포함시키고 있다. 하지만 필로는 일반 소비자들은 돈육질의 관능적 품질만 잘 알아도 시장에서 쉽게 좋은 돼지고기를 고를 수 있다고 생각한다. 물론 육색, 풍미, 다즙성, 조직감 등과 같은 관

---

52) 월간 종돈개량(2004년 1월호). 고객 지향적 브랜드 돼지고기를 생산하기 위한 의식개혁과 그 요건.

53) 농촌진흥청 축산연구소(2005년). 고품질 돼지고기생산 지침서.

능적 품질에 영향을 미치는 요인들에 대해서도 알아두면 더 좋은 돼지고기를 고를 수 있다.

필로는 좋은 돈육질의 결정은 전문가나 생산자가 아닌 소비자들에 의해 이뤄지는 것이라 믿는다. 즉, 전문가나 생산자가 아무리 좋은 돼지고기라고 규정하고 말해도 소비자가 좋아하지 않는 것은 좋은 돼지고기가 아니라는 소리다. 따라서 모든 관점은 소비자의 입장에서 바라보아야 하는데, 필로가 관찰하고 연구한 결과 일반 소비자들은 돼지고기를 구입할 때 가장 먼저 고기의 색깔을 보고 좋은지 나쁜지를 판단한다. 그 다음으로 보는 것이 돼지고기에서 육즙이 많이 흘러나오는지 또는 고기가 흐물흐물거리지는 않는지를 중요하게 생각한다. 그리고 마지막으로 용도에 따라 지방의 함량이 적당한지 또는 지방의 색깔은 좋은지를 본다. 물론 이러한 판단을 하는 동안 원산지 표시나 도체등급 또는 생산이력 정보 등을 참고자료로 이용하기도 한다.

따라서 육질이 좋은 돼지고기를 고를 때 가장 중요한 것은 고기의 색깔, 즉 육색이 좋은 것을 골라야 한다. 필로는 돼지고기의 육색을 돼지고기의 얼굴이라고 말한다. 어떤 사람의 얼굴을 보면 그 사람의 성품을 대략적으로 알 수 있듯이, 돼지고기의 육색을 보면 그 돼지고기가 오랫동안 유통되지 않은 신선한 것인지, 또는 다즙성이 좋아 맛이 좋을지, 또는 결체조직이 많지 않아 질기지 않고 연한지 등을 추정할 수 있기 때문이다. 마치 사람 얼굴의 관상처럼 돼지고기도 육색을 보면 전반적인 육질을 짐작할 수 있다는 말이다. 그러나 사람의 성품도 관상쟁이가 잘 맞추는 것처럼 육색도 그에 대한 정보와 이해도가 높은 사람이 육질을 잘 추정할 수 있다.

일반적으로 돼지고기의 육색을 보면 그 돼지고기를 생산한 돼지의 나이나 부위 등을 추정할 수 있다. 예를 들어 대략 6개월령 돼지(비육돈)에서 생산되는 좋은 돼지고기의 육색은 밝고 윤기가 나는 핑크빛 선홍색인데, 나이가 많은 돼지는 짙은 담홍색이나 어두운 암적색의 돼지고기를 생산한다. 이 같은 현상은 돼지의 나이가 들수록 돼지고기의 색을 결정하는 육색소인 마이오글로빈(myoglobin, Mb)의 함량이 많아지기 때문이다. 또 마이오글로빈은 산소의 소모량이 많은 근육, 즉 운동량이 많은 근육에 많기 때문에 등심보다 사태가 육색이 훨씬 짙다. 따라서 육색이 짙으면 일반적으로 고기결이 거칠고 결체조직으로 이루어진 근막이 많아 돼지고기가 연하지 않고, 근내지방의 함량도 적어 고소한 맛이 덜하다고 생각하면 그리 틀리지 않는다.

이와 같이 돼지고기는 각 부위의 육색에 따라 연도나 맛에 차이가 나타나는데, 각 부위의 육색은 돼지고기를 구성하는 세포인 근섬유의 조성에 지대한 영향을 받는다. 즉, 돼지고기를 구성하는 백색근섬유과 적색근섬유가 어떤 비율로 섞여 있느냐에 따라 적색도의 차이가 결정되는 셈이다. 일반적으로 등심살이나 볼기살처럼 돼지고기의 백색도가 높으면 고기가 연하고 담백하지만 자칫 다즙성이 떨어져 퍽퍽해질 수 있으며, 반대로 사태나 앞다리살처럼 적색도가 높아지면 고기는 쫄깃쫄깃해지고 맛이 풍부해지지만 자칫 질겨질 수 있다. 하지만 안심살이나 갈매기살처럼 복강에 노출되어 있는 부위는 운동량이 제법 있어 적색근섬유의 비율이 높지만, 단일 근육으로 이루어져 있기 때문에 표면의 근막을 제거하면 결체조직이 거의 없어 매우 연하고 맛도 깊고 풍부하다.

한편, 돼지고기는 냉장고에 넣어두면 시간이 지나면서 육색이 점점 갈색으로 변하는데, 이는 마이오글로빈이 산화되기 때문에 발생하는 현상이다. 즉, 마이오글로빈은 화학적 상태에 따라 밝은 선홍색의 산소화마이오글로빈(OxyMb), 적자색인 환원마이오글로빈(DeoxyMb) 및 갈색인 매트마이오글로빈(MetMb)으로 존재하는데, 냉장상태로 보관하면 마이오글로빈이 산화되어 최종적으로 갈색의 매트마이오글로빈이 된다. 일반적으로 마이오글로빈의 화학적 상태에 따라, 즉 선홍색이나 적자색 또는 갈색에 따라 돼지고기의 육질이 크게 달라지는 것은 아니다. 하지만 문제는 한번 갈색화가 이루어지면 돼지고기는 외관상 부패된 것처럼 보이고, 실제 표면미생물의 수치도 높은 경우가 많다. 따라서 표면이 갈색으로 변한 돼지고기는 비록 연도가 좋고 맛이 풍부하더라도 신선도가 떨어져 좋은 돼지고기라고 할 수 없다.

그런데 보통 수입돈육의 경우는 아무리 빨리 국내 시장에 도착하여 판매진열이 된다고 할지라도 최소한 생산된 지 한 달 이상 되었다고 보아야 한다. 즉, 신선도라는 측면에서 보면 국내산 돼지고기와 품질적으로 경쟁이 되지 않는 것이다. 돼지고기를 냉동육으로 판매하지 않고 냉장육으로 판매하는 경우, 생산된 지 1주 이내에 판매가 완료되는 국내산 돼지고기의 육색이 수입육에 비해 월등히 낫다는 것이다. 그럼에도 불구하고 수입돈육들 중에는 좋은 육색을 띠는 것들도 많은데, 그 이유는 크게 두 가지로 세심한 주의가 필요하다.

먼저 냉장수입돈육의 경우는 모두 진공포장을 하여 수입되는데, 그 이유는 앞에서 설명한 바와 같이 진공포장을 하지 않으면 마이오글로빈이 산화를 일으켜 1주 이내에 육색이 갈색으로 변하기 때문이다. 따라서 진공포장을 하는 것이 필수인데, 진공포장을 하여 고기표면에 접촉하는 산소를 제거하면 마이오글로빈의 산화는 지연시킬 수는 있지만, 진공압에 의해 돼지고기 속에 들어 있는 육즙이 삼출되어 나오는 것을 피할 수는 없다. 특히 진공포장을 하여 장시간 냉장상태로 보관되면서 수입되는 경우에는 삼출되는 육즙의 양이 많을 수밖에 없는데, 육즙이라는 것은 말 그대로 순수한 수분이 아니라 각종 미네랄이나 비타민, 또는 마이오글로빈이나 효소 같은 수용성 단백질을 함유하고 있는 현탁액이다. 따라서 냉장수입돈육의 경우는 비록 육색이 나쁘지 않다고 할지라도 국내산 돼지고기에 비해 영양성이 다소 부족할 수 있으며 맛도 덜할 가능성이 높다.

냉동수입돈육의 경우는 상황이 더 나쁘다. 마이오글로빈의 산화는 온도가 낮아지면 지연되는 것은 사실이지만, 그렇다고 완전히 억제되는 것은 아니다. 따라서 냉동시간이 길어지면 마이오글로빈의 산화는 어쩔 수 없이 발생될 수밖에 없다. 게다가 국내에 수입되어 판매되고 소비되는 과정에서 해동이 일어나면, 다량의 육즙이 밖으로 삼출될 수밖에 없다. 또한 필로가 연구한 바에 따르면, 마이오글로빈의 산화는 지방의 산화를 동반하기 때문에 냉동수입돈육의 경우 냉장으로 판매가 되는 국내산 돼지고기에 비해 지방산화물을 많이 함유하고 있다고 봐도 크게 틀리지 않다.

그런데 더 큰 문제는 이것이다. 우리나라에 돼지고기를 수출하는 양돈선진국들은 장시간 유통되어야 하는 자국의 수출돈육에 있어 육색의 중요성을 잘 알고 있으며, 그 육색이 마이오글로빈의 산화에 기인한다는 것도 너무나 잘 알고 있기 때문에, 마이오글로빈의 산화를 지연하거나 억제하기 위한 항산화제를 사용한다는 사실이다. 즉, 돼지의 비육말기사료에 항산화력이 높은 비타민 E와 같은 물질을 첨가하여 급여함으로써 돼지고기에 비타민 E를 축적시켜 마이오글로빈의 산화를 억제하는 방법이다. 비타민 E는 지용성 비타민이기 때문에 돼지근육에 잘 축적되며, 이렇게 돼지근육의 세포에 축적된 비타민 E는 마이오글로빈의 산화뿐만 아니라 지방의 산화도 억제하는 효과가 있다.

여기서 필로가 수입돈육에는 비타민 E가 다량 축적되어 육색이 국내산 돼지고기보다 나쁘지 않은 점이 문제라고 지적하는 것이 아니다. 비타민 E는 사람의 건강에도 좋은 물질이기 때문에 돼지고기에 많이 들어 있다고 해서 나쁠 이유는 하나도 없다. 문제는 국내 시장에서 그런 수입돈육이 유통되면서 소비자들이 좋은 육색만 보고 구매했다가 큰 낭패를 볼 수 있다는 데 있다. 즉, 육색이 갈색으로 변하는 마이오글로빈의 산화는 미생물의 성장과 크게 상관관계가 없기 때문에, 만약 비타민 E가 돼지고기에 대량으로 축적되어 있으면 돼지고기 표면에 미생물이 높은 수준으로 존재하고 있어도 육색은 밝은 핑크빛 선홍색을 유지할 수 있다. 이것을 극단적으로 말하자면, 부패단계에 있는 돼지고기라도 육색은 좋을 수 있다는 말이다.

따라서 장시간 유통되어야 하는 수입돈육의 경우에는 육색이 나쁘지 않다고 할지라도 일단 주의를 하는 것이 좋다. 살다보면 인상은 좋은데 성품이 나쁜 사람을 만날 수도 있는 것과 같은 이치이다. 그러나 반대로 인상은 나쁜데 성격이 좋은 사람도 있다. 돼지고기로 치면 소위 DFD(dark, firm, dry)육으로 불리는 육질이 바로 그런 경우이다. DFD육은 보기에는 암적색으로 맛이 없어 보이지만 사실 보수력이 좋아 다즙성이 뛰어나고 맛의 깊이도 깊고 풍부하다. 하지만 그런 DFD육도 높은 pH 때문에 미생물의 성장이 빨리 이루어지는 이유로 급속히 부패한다는 단점이 있다. 반대로 PSE(pale, soft, exudative)육은 육색에 붉은 빛이 없고 창백한 것이 특징인데, 이렇게 창백한 육색은 육단백질의 변성이 원인이다. 따라서 육단백질이 변성된 PSE육은 고기가 힘이 없어 흐물흐물거리고 육즙이 밖으로 질질 흘러나온다. 즉, 병을 가진 사람은 아무리 감추려 해도 얼굴에 병색이 드러나듯이 돼지고기도 육색에 육질의 모든 것이 드러나게 되는 것이다.

🐷 🐷 🐷

　필로가 맛있는 돼지고기를 골라먹기 위해 육색과 함께 가장 중요하게 고려하는 것은 보수력(water-holding capacity)이다. 보수력이란 돼지고기가 내부적 또는 외부적 환경변화에 상대하여 자체 내에 가지고 있는 물을 지키려고 하는 능력을 말한다. 따라서 보수력이 나쁜 돼지고기는 가만히 놓아두어도 표면에서 물이 질질 흘러나온다. 일반적으로 돼지고기의 보수력은 육색과도 높은 상관이 있지만, 특히 다즙성, 조직감, 연도 등과 매우 밀접한 상관관계가 있다. 그래서 만약 외관적으로 돈육질을 평가하는 기준이 육색이라면, 보수력은 실제적이고 직접적으로 돈육질을 평가하는 기준이라 할 수 있다. 즉, 보수력이 육색보다 더 돼지고기의 맛에 영향을 미친다는 말이다.

돼지고기의 약 70~75%를 차지하고 있는 수분은 영양학적으로는 큰 가치가 없지만 많은 성분들을 용해시켜 포함하고 있으므로, 그 함량 및 화학적 상태는 돼지고기의 수율, 육색, 저장성 같은 신선육의 특성뿐만 아니라 향미, 연도, 다즙성, 조직감, 맛과 같은 조리육의 특성에도 지대한 영향을 미친다. 그런데 돼지고기는 무게 단위로 판매하기 때문에 보수력이 좋지 않은 돼지고기를 구입하여 수분이 밖으로 삼출되어 나오면 빠져 나온 물의 무게만큼 금전적 손실이 발생한다. 그러나 금전적 손실보다 더 심각한 문제는 많은 양의 육즙이 빠져 나온 돼지고기는 조리를 하더라도 고기가 퍽퍽하고 질기며 맛이 없다는 사실이다. 그래서 정육점에서 돼지고기를 구매할 때는 고기를 담고 있는 쟁반에 빨간 육즙이 고여 있거나 표면에 물기가 많은 것은 피하는 것이 좋다. 또 돼지고기의 육색이 지나치게 하얀 것도 구매하지 않는 것이 좋다.

필로는 돈육산업계의 종사자들에게 "돼지고기 사업은 물장사"라는 비유법을 사용한다. 그만큼 돼지고기를 다루는데 있어 보수력의 관리를 철저히 해야 한다는 뜻이다. 돼지고기 속에 있는 수분은 단백질 분자들과 강하게 결합하고 있거나, 세포 밖에 존재하면서 자유롭게 외부로 빠져 나올 수도 있다. 그런 수분은 크게 결합수, 고정수 및 유리수 3가지로 구분할 수 있는데, 결합수는 단백질 분자와 매우 강하게 결합되어 있고, 고정수는 결합수 표면의 수분분자들과 수소결합을 이루고 있으며, 유리수는 말 그대로 돼지고기 속에서 자유롭게 움직이면서 세포조직간의 모세관 현상에 의해 붙어 있다. 따라서 결합수는 돼지고기가 물리화학적 변화(예를 들어, pH 변화, 열처리, 세절, 냉동 및 해동, 압축 등)를 일으켜도 쉽게 움직이지 않지만, 고정수나 유리수는 내외적 환경변화에 의해 쉽게 움직일 수 있다. 따라서 돼지고기의 보수력을 좋게 하기 위해서는 고정수나 유리수가 세포조직 내에 가능한 많이 유지될 수 있도록 하여야 한다.

하지만 소비자 입장에서 돼지고기의 보수력을 관리할 수 있는 방법은 그리 많지 않다. 돼지고기의 보수력은 소비자가 돼지고기를 구입한 후 어떻게 취급하느냐에 따라 달라지기보다는 돼지고기의 생산단계에서 결정적으로 확정되기 때문이다. 즉, 돼지가 스트레스에 민감한 유전자를 가지고 있느냐 또는 도축가공 단계에서 적절히 취급됐느냐에 따라 돼지고기의 보수력이 결정된다는 말이다.

이론적으로 보면, 도축이 완료된 돼지의 근육 속에서 일어나는 사후해당작용의 속도와 정도에 따라 보수력이 결정된다. 특히 돼지고기에 있어 사후 도체의 온도가 높은 상태에서 빠른

pH 강하가 일어나면 소위 "물돼지 고기"로 알려진 PSE육이 발생한다는 것은 이미 잘 알려진 사실이다. 여기에 덧붙여 사후 24시간에 측정한 최종 pH가 낮아질수록 근원섬유 사이의 격자형태 공간이 줄어들어 보수력은 낮아진다. 즉, 돼지고기 조직 내에 수분이 머물 수 있는 공간이 줄어들어 수분이 밖으로 빠져 나오게 된다는 말이다.

이것을 조금 더 과학적으로 설명하자면, 돼지고기의 보수력은 육단백질인 마이오신과 액토마이오신의 등전점인 pH 5.0에서 가장 최소한의 수분분자가 단백질분자와 결합함으로 pH 5.0에서 가장 낮다. 여기서 등전점이라 함은 단백질분자들의 전하력이 최소가 되는 pH를 말한다. 만약 단백질분자들의 전하가 같아 서로 전기적 반발을 일으켜 단백질분자 사이, 또는 근원섬유 사이의 장력이 약화되면 단백질 사이의 거리는 멀어지고 보다 많은 물이 쉽게 이동할 수 있어 결과적으로 보수력은 낮아지게 된다. 따라서 정상적인 돼지고기는 사후 시간경과에 따라 pH가 약 7.0에서 5.6 정도로 강하하기 때문에 보수력도 사후강직이 완료될 때까지는 감소한다고 할 수 있다.

한편, 돼지가 농장에서 도축장까지 출하되는 동안, 또는 도축장에서 계류하는 동안 장시간 스트레스를 받게 되면, 근육 내의 글리코겐(glycogen)은 모두 소모되어 도축 후 근육의 pH는 높은 상태를 유지하게 되는데, 이 경우 돼지고기의 보수력은 지나치게 좋아진다. 이런 돼지고기를 DFD육이라 부르는데, DFD육은 보수력이 높아 중량감소에 따른 경제적 손실을 줄일 수 있을 뿐만 아니라 조리를 하면 다즙성, 조직감, 향미, 맛 등도 좋다는 장점이 있다. 하지만 DFD육은 신선육 상태에서 돼지고기 색깔이 짙은 암적색을 보여 외관상 좋지 않고, 또 높은 pH로 말미암아 냉장고에 보관하여도 빨리 부패할 수 있다는 단점이 있다. 따라서 DFD 돼지고기는 빠른 시간 내에 조리해서 먹을 때는 문제가 없지만, 냉장고에 보관하면서 먹기에는 그렇게 바람직하지 않다.

그러므로 정육점에서 맛있는 돼지고기를 구매하기 위해서는 무조건 PSE육과 DFD육은 피하는 것이 좋다. PSE육은 많은 양의 육즙이 빠져 나와 돼지고기가 퍽퍽하고 맛이 없게 되며, DFD육은 미생물이 빨리 자라 위생안전에 문제가 발생할 수 있기 때문이다. 그런데 수입돈육과 비교하여 대한민국 돼지고기 중에서 PSE육이나 DFD육을 발견할 확률은 그리 높지 않다. 필로는 그 이유를 크게 3가지 때문이라고 생각하는데, 첫째는 우리나라에서는 돼지가 도축전 강한 스트레스를 받기 힘들며, 둘째는 우리나라의 돈육가공산업의 규모가 그리 크지 않기 때문이며, 셋째는 우리나라 국민들의 독특한 돼지고기 섭취문화에 기인한다.

대한민국은 미국과 같은 양돈선진국들에 비해 국토가 좁기 때문에 양돈장과 도축장의 거리가 상대적으로 가까울 수밖에 없다. 그런데 돼지고기가 PSE육이나 DFD육이 되는 결정적인 이유는 바로 도축직전에 돼지가 받는 스트레스 정도이며, 특히 돼지의 출하시 양돈장과 도축장과의 거리 및 돼지의 취급방법이 그 스트레스 정도에 크게 영향을 미친다. 그러나 상술한 바와 같이 우리나라는 좁은 국토 때문에 양돈장과 도축장의 거리가 짧아 출하되는 동안 돼지가 스트레스를 받을 시간이 상대적으로 짧을 수밖에 없다. 또한 지난 십여 년 사이에 우리나라의 양돈산업과 돈육가공산업이 급속히 현대화되면서 동물복지에 따른 돼지의 취급방법이 양돈선진국과 다름없는 수준이 되었다. 따라서 도축가공의 시설과 종사자들의 교육수준이 같은 조건이라면, 대한민국의 돼지고기에서 PSE육이나 DFD육을 찾기란 수입돈육에서 찾는 것보다 훨씬 어렵다.

한편, 우리나라에 돼지고기를 수출하는 양돈선진국의 도축장은 규모화되어 있어 하루에 적게는 1만두에서 2만두까지 도축가공을 하고 있다. 반면 우리나라에서 가장 큰 도축장은 최대 2천두 정도를 도축가공할 수 있다. 이것은 우리나라 도축장의 규모가 비교가 되지 않게 작다는 소리지만, 역설적으로 그만큼 돼지고기 생산에 있어 육질의 관리를 철저히 할 수 있다는 의미도 된다. 즉, 우리나라에 돼지고기를 수출하는 국가들은 아무리 철저히 육질의 관리를 한다고 할지라도 하루에 그 많은 물량을 처리하다 보면 말귀를 못 알아듣는 돼지의 취급이나 도축가공에 있어 실수가 발생할 확률이 높고, 그에 따라 PSE육이나 DFD육의 발생률도 높아질 수밖에 없다. 하지만 규모가 작은 우리나라에서는 도체등급사에 의해 한 마리, 한 마리의 육질등급을 육안으로 직접 판정할 수 있을 정도로 철저하게 관리가 이루어진다. 참고로 미국이나 유럽의 경우에는 돼지고기의 육질등급 판정을 기계에 의존하는데, 그것도 물량이 많아 우리나라처럼 전수검사를 하지 않거나 못한다.

필로가 우리나라 돼지고기 중에서 PSE육이나 DFD육을 찾기 힘들다고 하는 또 다른 이유는 아이러니컬하게도 우리나라 사람들이 삼겹살이나 목심을 선호하기 때문이다. 돼지고기는 부위별로 여러 가지 근육들로 구성되며, 각 근육들은 백색근섬유와 적색근섬유가 각기 다른 비율로 존재한다. 일반적으로 운동량이 많은 근육이 산소의 소모량이 높기 때문에 적색근섬유의 비율이 높고, 운동량이 적은 근육은 반대로 백색근섬유의 비율이 높다. 그런데 주로 백색근섬유의 비율이 높은 근육이 스트레스에 민감하게 반응하여 PSE육의 발현이 높으며, 이런 근육은 돼지의 근육 중 약 1/3 정도가 존재한다. 주로 PSE육은 등심이나 뒷다리같이 백색근섬유의 비율이 높은 부위들에서 나타난다. 따라서 우리나라 사람들이 선호하는 삼겹살이나 목심처럼 백색근섬유의 비율이 높지 않은 부위에서는 PSE육을 찾기 힘들다.

그러므로 어떤 이유든지 간에 대한민국 돼지고기를 구매하면 PSE육이나 DFD육이 걸릴 확률이 낮다는 것은 마음 편한 일이다. 굳이 돼지고기의 전문가가 아니라도 맛이 좋은 돼지고기를 구입할 확률이 높기 때문이다. 그런데 필로처럼 고기박사들은 돼지고기 표면의 조직감을 보고도 맛이 좋은 돼지고기인지 아니면 맛이 나쁜 돼지고기인지를 한 눈에 알 수 있다. 건강한 사람의 피부가 탄력적이고 피부의 결도 부드러운 것처럼 맛이 좋은 돼지고기도 표면이 탄력적이고 결도 부드럽기 때문이다. 외관상으로 나타나는 돼지고기 표면의 조직감은 돼지고기의 미세구조나 조직의 상태 또는 구성성분 등에 영향을 받아 종합적으로 나타나는 것이기 때문에, 돼지고기의 조직감은 육질의 상태를 대변한다고 할 수 있다.

돼지고기를 생산하는 돼지의 근육은 근섬유라는 세포들의 집합체라고 할 수 있다. 근섬유는 마치 실지렁이처럼 가늘고 긴 모양인데, 이러한 근섬유들이 50~150개 정도가 다발로 묶여 작은 근속을 이루고, 다시 작은 근속들이 10개 정도 모여 큰 근속을 만들고, 이런 작고 큰 근속들 여러 개가 하나로 묶여 하나의 근육을 형성한다. 그런데 근섬유나 근속 또는 근육을 감싸고 있는 막들은 결합조직으로 이루어진 막조직으로, 이 막조직의 상태에 따라 돼지고기의 조직감도 달라진다. 즉, 돼지고기 속의 막조직이 물리적으로 또는 생화학적인 이유로 손상을 받으면 돼지고기 속에 있는 많은 양의 육즙은 밖으로 삼출되고, 그러면 돼지고기는 다즙성이 떨어져 퍽퍽해지고 질겨지게 된다.

일반적으로 돼지고기의 조직감은 막조직의 상태나 두께뿐만 아니라 단위면적당 근섬유의 밀도에 의해서도 크게 영향을 받는다. 즉, 돼지고기의 결이 거친 것은 개개의 근섬유가 굵어 밀도가 낮은 반면, 돼지고기의 결이 부드러운 것은 근섬유가 가늘어 밀도가 높다. 그런데 운동량이 많은 근육은 근섬유가 굵고 운동량이 적은 근육은 근섬유가 가는 특성을 보인다. 따라서 정강이나 허벅지로부터 생산되는 사태살이나 설깃살 같은 부위는 근섬유가 굵고 막조직도 두꺼워 고기의 결이 거칠지만, 운동량이 적은 등심살이나 안심살은 근섬유가 가늘고 막조직도 얇아 고기의 결이 부드럽다.

한편, 돼지의 나이가 많아질수록 근섬유의 수가 줄어들고 결합조직의 막도 질겨져 고기의 결이 거칠어지며, 일반적으로 수퇘지의 근육이 암퇘지보다 결이 거친 고기를 생산한다. 하지만 우리나라에서 판매되고 있는 국내산 돼지고기는 거의 대부분이 6개월령의 비육돈에서 생산되고, 수퇘지의 경우도 모두 거세를 한 거세비육돈이기 때문에 크게 걱정하지 않아도 된다. 그런데 만약 찜이나 수육 같은 요리를 위한다면 고기의 결이 거친 돼지고기 부위를 구입하는 것이 오히려 좋을 수 있는데, 그 이유는 고기의 결이 부드러운 것은 장시간 열처리를 받으면 수분의 손실이 많고 단백질이 서로 엉겨붙어 퍽퍽해지고 질겨질 수 있기 때문이다. 따라서 앞다리나 뒷다리 부위 중에서도 찜이나 탕과 같은 요리에는 고기의 결이 다소 거친 앞다리살이나 사태살이 좋고, 반면 결이 부드러운 항정살이나 도가니살 같은 부위는 살짝 구워 먹거나 샤브샤브같이 살짝 데쳐먹어야 부드러운 돼지고기의 맛을 제대로 만끽할 수 있다.

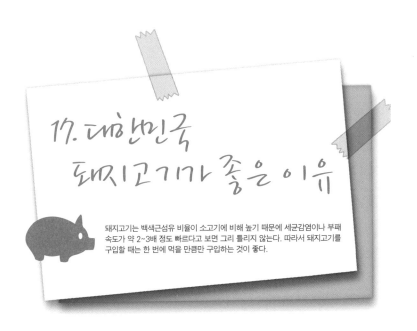

17. 대한민국 돼지고기가 좋은 이유

돼지고기는 백색근섬유 비율이 소고기에 비해 높기 때문에 세균감염이나 부패 속도가 약 2~3배 정도 빠르다고 보면 그리 틀리지 않는다. 따라서 돼지고기를 구입할 때는 한 번에 먹을 만큼만 구입하는 것이 좋다.

　고기박사인 필로가 사람들에게 돼지고기에 대해 강연을 하고 나면 꼭 물어보는 것들이 있는데, 그건 바로 "그럼 어떤 돼지고기가 맛있는 고기인가요?" 또는 "그럼 어떤 돼지고기 부위가 건강에 가장 좋은가요?" 또는 "그럼 돼지고기를 하루에 어느 정도 먹는 것이 좋은가요?" 같은 질문들이다. 즉, 돼지고기가 건강에 이롭다는 것은 알겠는데, 어떤 것을 어느 정도 먹어야 좋은지를 가르쳐 달라는 말이다. 필로는 이런 질문을 받을 때마다 한 마디로 정답을 말할 수 없어 곤혹스러운데, 그 이유는 사람의 입맛이란 제각각 다르고 또 각 사람마다 건강의 상태나 식습관이 달라 정답이 있을 수 없기 때문이다. 따라서 굳이 답을 해달라면 각자 알아서 입맛에 맞는 돼지고기 부위를 골라 적당히 먹는 것이 좋다는 궁색한 답변을 할 수밖에 없다.

하지만 그렇다고 모범정답이 없는 것은 아니다. 만약 필로처럼 돼지고기 박사가 아니기 때문에 좋은 육질의 돼지고기를 직접 고를 자신이 없다면, 사회적으로 인정하고 있는 보편타당한 기준을 이용하여 돼지고기를 구입하면 된다. 바로 돼지도체등급이 그것인데, 식육판매점에서 판매되는 모든 돼지고기에는 도체등급의 판정결과가 부착되어 있다. 도체등급이란 잘 훈련된 등급사가 도축이 완료된 돼지의 도체에 대해 품질을 평가하고 인정한 표시이다. 따라서 사람마다 돼지고기의 육질에 대한 호불호가 다르겠지만, 우리나라의 도체등급제도는 사람들의 평균적인 선호도를 충분히 반영하여 만들어졌기 때문에, 그 판정결과를 신뢰하고 돼지고기를 구입하면 크게 틀리지는 않는다. 참고로 우리나라 돼지도체등급에서 육질은 1+등급, 1등급, 2등급 및 등외등급의 4등급으로 판정한다.

그러나 수입돈육의 경우는 상황이 조금 다르다. 물론 수입돈육도 종류에 따라 수출국에서 판정한 도체등급 결과를 제시하지만, 그것을 독특한 돼지고기 소비문화를 가지고 있는 우리나라 사람들이 전적으로 신뢰할 수 있는가는 의문점으로 남는다. 즉, 도체등급제도라는 것이 각 나라마다 차이가 있어 어떤 나라에서는 좋다고 하는 육질(또는 부위)을 어떤 나라에서는 썩 좋지 않게 평가하기도 한다. 그 가장 대표적인 예가 우리나라에서는 돼지고기 중에 삼겹살을 가장 가치가 높은 부위로 생각하지만 다른 나라에서는 정반대로 평가한다. 또 돼지고기의 품질이란 어떤 사회의 전통적인 식습관이나 지역적 특성에 따라 천차만 별로 평가될 수도 있다. 따라서 우리나라에 돼지고기를 수출하는 국가에서 좋은 등급으로 평가받은 돼지고기가 우리나라 사람들의 입맛에 적합하지 않을 개연성도 충분히 있기 때문에 수입돈육을 구입할 때는 세심한 주의가 요구된다.

한편, 돼지고기를 구입할 때 가장 중요한 것이 신선도이다. 아무리 맛있는 돼지고기라 할지라도 유통기간이 길어지면 맛없는 고기가 될 뿐만 아니라 심지어 못 먹는 고기가 될 수도 있기 때문이다. 따라서 돼지고기는 신선한 것을 구입하는 것이 무엇보다 중요하고, 또 구입한 돼지고기는 가급적 빠른 시간 내에 조리를 해먹는 것이 무척 중요하다. 하지만 살다보면 뜻대로 되지 않는 경우도 많듯이 구입한 돼지고기를 모두 조리하지 못하고 남기는 때도 있는데, 이렇게 남은 고기는 육질의 손실을 최대한 줄일 수 있는 방법으로 처리하여 가급적 낮은 온도에 보관을 하는 것이 좋다.

돼지고기는 백색근섬유 비율이 소고기에 비해 높기 때문에 세균감염이나 부패속도가 약 2~3배 정도 빠르다고 보면 그리 틀리지 않는다. 따라서 돼지고기를 구입할 때는 한 번에 먹을 만큼만 구입하는 것이 좋다. 특히 다짐육은 냉동 보관해도 쉽게 부패하므로 양념을 하거나, 아니면 완자나 햄을 만들어 한번 익힌 다음에 보관하는 것이 좋다. 만약 냉장보관을 한다면 얇게 썬 돼지고기는 1~2일, 덩어리 고기는 1주일을 넘기지 않아야 하며, 반드시 랩으로 싸서 세균감염이나 갈변을 억제하는 것이 좋다. 냉동보관은 1회분씩 랩에 싸서 보관하는 것이 지혜로운 방법인데, 이때 돼지고기 표면에 식용유를 살짝 발라 주면 산패를 지연시키는 효과를 볼 수도 있다.

보통 사람들은 돼지고기를 별다른 생각 없이 구입하여 먹지만, 사실 돼지고기는 대단히 미묘한 생물로서 마치 살아있는 것처럼 조금씩 품질이 변한다. 예를 들어 영하 20℃에 보관된 돼지고기는 전혀 변화가 없는 것처럼 보이지만 사실은 내부적으로 조금씩 변화를 일으키고 있으며 그 결과 6개월 정도가 지나면 지방의 산화에 의한 산패취 때문에 먹을 수 없을 정도로 상태가 나빠진다. 냉동육이 이럴진대 냉장육의 급속한 품질 변화는 두말 할 필요가 없다. 보통 돼지고기는 냉장고에 넣어두면 1주일 후에는 부패가 시작되어 먹을 수 없게 되기 때문에 진공포장과 같은 특별한 보관방법이 필요하다.

따라서 신선한 돼지고기를 구입하고자 한다면 가급적 진공포장을 하지 않은 냉장육을 구입하는 것이 좋다. 진공포장을 하지 않으면 돼지고기를 1주일 이상 냉장상태로 진열하면서 판매할 수 없기 때문이다. 필로가 진공포장하지 않은 돼지고기가 좋다고 말하면 많은 사람들이 깜짝 놀라는데, 그 이유는 진공포장하지 않은 냉장돈육은 위생적이지 않다고 생각하기 때문이다. 하지만 이것은 돼지고기를 진공포장하는 진정한 목적과 의미에 대해 잘못 교육을 받은 결과, 오해를 하고 있는 것이다.

돼지고기를 진공포장했다는 의미는 오랫동안 냉장상태로 유지하면서 유통과 판매를 하겠다는 의도이다. 따라서 소비자 입장에서 보면, 신선한 돼지고기의 구입과 진공포장 냉장돈육과는 다소 거리가 있는 이야기가 된다. 그러나 대한민국은 국토가 좁을 뿐만 아니라 이제는 현대적 냉장유통시스템도 잘 갖춰져 있어, 굳이 진공포장을 하지 않더라도 냉장육으로 돼지고기를 1주일 이내에 모두 판매할 수 있다. 그러므로 대한민국 소비자들이 진공포장하지 않은 국내산 돼지고기를 신선한 냉장육으로 구입할 수 있다는 것은 행복한 일이 아닐 수 없다.

필로는 우리나라의 거의 모든 사람들이 돼지고기는 진공포장한 것이 위생적으로 안전하고 육질이 좋은 것이라고 믿고 있는 것에서 '교육의 무서움'을 느낀다. 누가 우리나라 사람들이 그렇게 믿도록 교육시켰는가? 그건 바로 우리나라에 냉장육으로 고기를 수출하고자 했던 미국이나 유럽의 축산선진국들이었다. 뒤에 설명하겠지만 냉동육과 냉장육의 육질 차이는 하늘과

땅 차이만큼 크며, 따라서 그들은 좋은 육질을 유지하는 냉장육으로 바다를 건너 수출하기를 원했고, 그러기 위해서는 진공포장 이외에 그 어떤 방법도 없었다. 그러나 지금으로부터 약 20년 전, 우리나라는 모든 고기가 냉동육으로 팔리고 있던 시기라 냉장육에 대한 개념도 부족했고 시설도 열악했다. 그래서 그들은 냉장육의 장점과 더불어 안전성 확보를 위한 진공포장의 필요성에 대해 적극적으로 홍보했다.

필로도 돼지고기를 장기간 냉장육으로 보관하기 위한 가장 좋은 방법이 진공포장이라는 것에는 큰 이의가 없다. 하지만 그렇다고 진공포장이 함기포장(단순히 비닐포장지에 돼지고기를 넣고 포장하는 것)보다 돼지고기를 냉장육으로 보관하기 위한 최고의 방법이라는 뜻은 아니다. 진공포장을 하면 포장용기 내에 산소의 부재로 호기성 미생물이 자라지 못해 부패가 억제되는 것은 확실하지만, 진공압에 따른 육질의 손실은 막지 못하기 때문이다. 특히 강한 진공압에 따른 육즙의 삼출은 돼지고기의 육질에 결정적인 영향을 미친다. 앞장에서 설명한 바처럼, 돼지고기에서 육즙이 빠져 나오면 고기는 퍽퍽해지고 맛이 없어진다. 게다가 아무리 진공포장을 해도 유통시간이 1주일이 넘어가면 혐기성 미생물의 성장이 이루어지는 것을 막을 수는 없다. 따라서 돼지고기를 1주일 이상 냉장으로 보관하지 않을 것이라면 진공포장을 하지 않는 것이 육질을 망치지 않는 좋은 방법이 된다.

그래서 필로는 미국같이 땅덩어리가 큰 나라나 또는 바다를 건너 수출을 하여야 하는, 즉 장시간 냉장육으로 유통하여야 할 경우가 아니라면 진공포장보다 함기포장이 돼지고기의 육질을 망치지 않고 신선한 상태로 판매할 수 있는 가장 좋은 방법이라고 주장한다. 물론 이 경우에 선행되어야 할 사항은 위생적인 도축과 가공, 그리고 식육판매점까지 유통되는 동안 철저한 냉장유통시스템이 구축되어 있어야 한다.

그런데 21세기 대한민국의 도축시스템과 냉장유통시스템은 축산선진국들과 비교해도 손색이 없을 정도로 현대화되어 있고, 세계적으로 식품의 안전성을 가장 철저히 확보할 수 있다는 HACCP 제도도 운용하고 있다. 따라서 대한민국의 돼지고기 중 많은 양이 수입냉장돈육처럼 진공포장을 하지 않고 함기포장 냉장육으로 또는 비포장 냉장육으로 판매된다. 많은 대한민국 돼지고기가 함기포장 또는 비포장으로 좋은 육질을 유지하면서 냉장육으로 판매될 수 있는 이유는 1주일 이내에 판매가 완료될 수 있기 때문이다. 이 말은 대한민국의 돼지고기는 그만큼 신선한 고기라는 의미이다.

진공포장의 장점을 홍보하는 사람들은 고기는 숙성이 되어야 맛있고, 숙성이란 장시간 냉장보관을 요하며, 장시간 냉장보관을 하기 위해서는 진공포장이 필수라고 말한다. 그러나 이것은 돼지고기와 소고기를 혼동해서 하는 말이다. 고기라고 다 같은 고기가 아니다. 백색근섬유 비율이 높은 돼지고기는 상대적으로 적색근섬유 비율이 높은 소고기와 확연히 다른 고기다. 필로가 연구한 결과, 돼지등심은 한우등심에 비해 백색근섬유 비율이 높고(돼지: 80% 내외, 한우: 약 60~65%), 반면 적색근섬유 비율은 낮다(돼지: 약 10%, 한우: 약 25%).[54] 따라서 이런 이유로 미국에서는 돼지고기를 '또 다른 백색육'이라 부르며 적색육인 소고기와 차별화를 꾀하고 있다.

그런데 근육은 백색근섬유의 비율이 높을수록 사후대사도 빠르게 일어나며 숙성에 걸리는 시간도 매우 짧다. 따라서 돼지고기는 하루나 이틀 사이에 숙성의 모든 과정이 완료된다. 소고기처럼 1주일 이상 걸리는 것이 아니라는 말이다. 그리고 돼지고기는 소고기처럼 숙성을 해야 맛있게 먹을 정도로 질기지도 않다. 적색근섬유의 비율이 높은 소고기는 연도가 육질을 평가하는데 있어 매우 중요하지만, 돼지고기는 연도가 그렇게 중요하지 않다. 즉, 질겨서 못 먹을 정도의 돼지고기는 없으며, 숙성에 소요되는 시간이 하루나 이틀밖에 걸리지 않는 돼지고기의 맛에는 연도보다 육즙의 삼출이 더 지대하게 영향을 미친다. 따라서 연도보다 다즙성이 더 중요한 돼지고기를 진공포장하여 인위적으로 육즙을 빼내는 것은 매우 지혜롭지 못한 것이다.

---

54) 경상대학교 축산학과 식육과학연구실의 이 연구결과는 2009년 8월 덴마크 코펜하겐에서 개최된 제55회 세계식육과학기술학술대회(ICoMST)에서 발표되었다.

따라서 필로의 결론은 이렇다. 우리나라에서 맛있는 돼지고기를 구입하려면 진공포장하지 않은 냉장돈육을 찾아야 한다. 수입냉장돈육처럼 강한 진공압으로 진공포장되어 있는 돼지고기는 다량의 육즙이 삼출되어 다즙성이 떨어지기 때문이다. 더구나 국내에 도착한 수입냉장돈육은 최소한 한 달 이상 냉장보관되었다고 봐야 하기 때문에 숙성이 과도하게 이루어졌다고 보는 것이 타당하다. 여기에 덧붙여 진공포장하여 장시간 지나면 혐기성미생물의 성장도 많이 이루어지면서 바이오제닉 아민 (biogenic amine)들도 많이 생성되는데, 이러한 바이오제닉 아민들을 장기간 섭취하게 되면 건강에 해가 될 수도 있다. 그러므로 대한민국에서는 특별한 포장을 하지 않고 1주일 이내에 판매가 이뤄지는 대한민국 돼지고기, 즉 한돈고기를 구입해서 먹는 것이 맛도 좋고 건강에도 좋다는 것이 필로의 생각이다.

🐷 🐷 🐷

앞에서 설명한 바와 같이 맛있는 돼지고기를 먹기 위해서는 신선한 냉장육을 구입해서 바로 조리해서 먹는 것이 좋다. 그러나 어쩔 수 없이 돼지고기를 장시간 냉장고에 보관할 경우도 있는데, 그럴 경우에는 급속히 냉동시켜 보관하는 것이 좋다. 그러나 돼지고기를 냉동보관하였다고 해서 육질이 무한정 변하지 않는 것은 아니다. 특히 돼지고기 속에 들어 있는 지방은 영하 20도 이하의 냉동온도에서도 산화가 서서히 발생하고, 6개월 정도가 되면 극심한 산패취를 발생하여 도저히 먹을 수 없는 지경에까지 이른다. 따라서 돼지고기를 냉동시켜 놓았다고 하더라도 가급적 빠른 시간 내에 조리해서 먹는 것이 좋다.

돼지고기를 얼리지 않고 냉장육으로 먹어야 맛이 있는 기본적인 이유는 냉동육은 조리를 위해 열을 가하면 많은 양의 육즙이 밖으로 삼출되어 나오기 때문이다. 즉, 돼지고기를 얼리면 세포 내의 수분이 얼음 결정으로 변하면서 부피가 커지고, 그 결과 세포를 감싸고 있는 얇은 막조직이 파괴된다. 따라서 돼지고기가 동결되어 있는 상태에서는 별 문제가 없지만 조리를 위해 해동시키거나 열처리를 가하면 세포 안에 있는 수분이 자유롭게 밖으로 나오고, 그 결과 고기가 퍽퍽해지고 맛도 없어진다. 앞장에서 설명한 돼지고기의 보수력이 냉장육과 냉동육 사이에는 확연한 차이가 있다는 말이다.

냉동돈육의 단점은 나쁜 보수력에 기인한 나쁜 다즙성이나 나쁜 조직감에만 있는 것이 아니다. 돼지고기를 냉동시켜 냉동고에 넣어두면 미생물은 성장을 못하기 때문에 고기가 부패되지는 않지만 지방산패는 막을 수 없어 산패취가 발생한다. 뿐만 아니라 냉동돈육의 보관기간이 길어지면 표면에 동결되어 있던 수분이 천천히 기화하는데, 이렇게 되면 돼지고기 표면의 순수한 수분의 함량이 줄어들어 육색소를 포함한 많은 수용성 단백질들의 응축이 일어난다. 여기에 지방산화와 육색소의 산화가 일어나면 돼지고기 표면은 시커멓게 불에 탄 것처럼 변하는 동결소(Freeze burn) 현상이 나타난다. 따라서 오래 보관된 냉동돈육은 외관상으로 매우 불량하고 육질과 맛도 냉장돈육과 비교할 수 없을 정도로 나빠진다.

그러나 필로가 오랫동안 냉동보관되면서 유통되는 냉동돈육이 정말 나쁘다고 생각하는 이유는 지방산화물 때문이다. 지방산화물이 건강에 나쁜 영향을 미친다는 것은 이미 상식처럼 잘 알려져 있다. 즉, 지방산화물과 같은 산화물질들을 장기간 섭취하면 각종 질병에 걸릴 확률이 높아진다. 가벼운 감기부터 무서운 암에 이르기까지 수많은 질병들이 각종 산화의 산물인 자유라디칼(free radical)로부터 기인하기 때문이다. 따라서 돼지고기는 맛도 맛이지만 건강을 위해서라도 가급적 지방산화물이 적은 냉장육으로 섭취하는 것이 좋다.

그런데 국내에 수입되는 많은 돼지고기가 냉동육 상태로 들어와 저렴한 가격으로 국내 시장에서 유통되고 있다. 특히 삼겹살은 지방함량이 많아 냉동보관 중에 지방산화물도 많이 발생하는데, 그런 냉동삼겹살이 장시간 동안 바다를 건너와 대한민국 냉장삼겹살의 절반 가격으로 국내시장에서 유통되고 있는 것이다. 물론 국내산 돼지고기 중에도 판매가 제대로 이루어지지 않은 일부는 냉동을 하여 헐값에 시장에서 유통되기도 한다. 따라서 맛있는 돼지고기, 건강에 좋은 돼지고기를 구입하기 위해서는 가격을 불문하고 냉동육인지 아니면 냉장육인지, 또는 국내산인지 아니면 수입육인지를 먼저 확인하는 것이 중요하다.

한편, 맛있는 돼지고기를 구입하는데 있어 필히 체크해야 될 사항이 돼지고기 냄새다. 돼지고기 중에는 풍미가 나쁜 것도 있는데, 특히 수퇘지의 냄새가 지독히 나는 것은 필히 피해야 한다. 그 이유는 어쩌다 한번이라도 심한 웅취가 나는 돼지고기를 경험하고 나면 한동안 돼지고기는 가까이 가는 것조차 싫어지기 때문이다. 웅취는 성성숙에 이른 수퇘지의 성호르몬 때문에 나는 것으로, 모든 수퇘지에서 다 나는 것이 아니다. 즉, 전체 수퇘지의 약 5% 내외만이 웅취를 발생한다.[55] 그럼에도 불구하고 현재 우리나라에서 생산되는 비육돈(상업적으로 돼지고기 생산에 이용되는 수퇘지)은 거의 대부분 거세를 하기 때문에, 이론적으로 대한민국의 한돈고기는 웅취로부터 자유롭다고 할 수 있다.

하지만 문제는 가끔 웅취가 나는 돼지고기가 시장에 나타난다는 것이다. 그런 경우는 비육돈의 거세가 완벽하게 이루어지

---

55) S. Vahlun, 1993년, Production of entire male pigs in Denmark, Danish Meat Research Institute Manuscript No. 1103E. 〈참고〉우리나라의 경우 1999년 한국식품개발연구원(현 한국식품연구원) 유익종 박사팀의 연구에 따르면, 비거세돈의 5.6%가 웅취판별기준인 스테로이드 물질 농도 0.5ppm 이상을 나타내었다(한국축산식품학회지 19(2):151~159).

지 않는 작은 실수 때문에 발생한다. 즉, 보통 양돈장에서 새끼 돼지를 거세할 때는 하루 날을 잡아 대단위로 실시를 하는데, 많은 새끼돼지를 거세를 하다보면 완벽히 거세가 이루어지지 않는 것도 종종 생길 수 있다. 하지만 그런 돼지들도 모두 웅취가 나는 것이 아니고 통계적으로 5% 정도만 웅취가 나기 때문에, 실제 시장에서 그런 돼지고기를 구입할 확률은 매우 낮다고 할 수 있다.

그러나 종모돈(씨받이용 수돼지)이나 종빈돈(씨받이용 암돼지)으로 이용한 돼지를 도축한 것은 정말 문제가 된다. 특히 종모돈의 경우는 거의 대부분이 웅취를 가지고 있다고 봐도 무방한데, 그래서 이런 돼지고기는 거의 모두 육가공 원료육으로 사용되거나 시장에 나와도 매우 헐값에 거래가 된다. 종빈돈의 경우도 웅취는 아니지만 진한 돼지고기 냄새를 풍기기 때문에 정상적인 돼지고기라고 할 수 없다. 그래서 당연히 도체등급에서도 등외급으로 취급을 하고, 유통에서도 정상적인 경로를 통해 판매되지 않는다. 종종 시장에서 비정상적인 저렴한 가격으로 돼지고기를 판매한다면 이런 종류의 돼지고기라고 생각하면 크게 틀리지 않는다. 따라서 맛있는 돼지고기를 구입하겠다면 이런 비정상적인 가격의 돼지고기는 피하는 것이 좋다.

한편, 수입돈육도 웅취에 대해서는 자유로울 수 없다. 군이 국내산 한돈고기와 비교하자면 오히려 웅취가 발생할 확률이 높다고 할 수 있다. 필로가 수입돈육이 한돈고기와 비교하여 웅취발생률이 높을 수 있다고 하는 이유는 우리나라에 돼지고기를 수출하는 국가들의 양돈산업이 우리나라와 비교가 되지 않을 정도로 규모가 크기 때문이다. 즉, 우리나라의 양돈장은 평균 1~2천두 내외의 농장규모로 돼지들의 거세를 포함한 모든 사양관리가 개별적으로 이루어지고 있지만, 미국이나 유럽처럼 양돈장이 대규모가 되면 돼지들의 개별관리가 사실상 불가능해진다.

물론 그들의 홍보자료를 보면 양돈장을 컴퓨터 전자동 시스템으로 철저하게 관리를 한다고 자랑을 하지만, 새끼돼지의 거세라는 것이 컴퓨터 전자동 시스템으로 완벽하게 이루어지는 것이 아니다. 즉, 거세는 모두 일일이 손으로 해야 하는데, 우리나라 사람처럼 손재주가 뛰어나지도 않은 사람들이 그 많은 새끼돼지들을 완벽하게 거세한다고 생각되어지지 않는다. 따라서 규모면으로 보나 시스템적으로 보나 확실히 우리나라보다 완벽하게 거세를 한다고 볼 수 없다는 것이 필로의 생각이다. 게다가 자료를 보면 우리나라처럼 100% 거세를 실시하지 않고 아예 거세를 하지 않는 경우도 제법 있다.

필로의 친구 중에 네덜란드 출신의 식육학자로 미국 테네시 주립대학교 축산학과 교수였던 반락 박사(Dr. Riette van Laack)의 말에 따르면, 네덜란드나 덴마크에서는 비육돈의 거세를 완전히 포기하자는 주장이 힘을 받고 있다고 한다. 그들이 거세를 포기하자는 근본적인 이유는 동물복지 차원이지만, 실질적으로는 거세를 하는 것이 경제성이 없기 때문이라고 한다. 즉, 거세를 하면 웅취를 포함하여 육질이 좋아지는 것은 사실이지만 사료효율이 떨어지고 성장이 느리다는 단점이 있다.[56] 게다가 웅취가 모든 돼지에서 발생되는 것도 아니고 약 5% 정도만 발생되기 때문에, 도축 후 웅취가 나는 돼지도체를 선별하여 따로 취급하는 것이 더 경제적이라는 말이다. 따라서 현재 덴마크 식육연구소 등에서는 웅취가 나는 도체를 선별할 수 있는 기기를 개발하는 연구가 활발히 이루어지고 있다고 한다.

아무튼 동물복지를 중요하게 여기는 유럽에서는 돼지의 거세가 사회적으로 문제가 되고 있는 것은 사실이며, 양돈가들이 스스로 거세를 하지 않는 경우도 제법 있는 것이 사실이다. 따라서 그런 돼지에서 생산되는 돼지고기는 100% 거세를 실시하고 있는 국내산 한돈고기에 비해 웅취가 날 확률이 높은 것도 사실이다. 그러므로 국내 시장에서 웅취가 없는 맛있는 돼지고기를 구입하고자 한다면 수입돈육보다 한돈고기를 선택하는 것이 좋을 것이다. 더욱이 한돈고기는 수입돈육에 비해 한국인의 입맛

---

56) 1987년 농촌진흥청 축산시험장(현 축산과학원) 정숙근 박사팀의 연구에 따르면, 거세돈은 비거세돈에 비해 사료의 섭취량은 10~15% 정도 많으나 성장률은 5~8% 낮고, 등지방두께는 20~25%가 두꺼워 경제성이 없다(1987년도 농촌진흥청 축산시험장 연구보고서, 축산-축시-양돈-1).

에 더 맞는데, 그 이유는 돼지에게 급여하는 사료의 성분에 차이가 있기 때문이다.

앞의 14장에서 설명한 바와 같이 돼지고기의 1차적인 맛은 지방에서 오는데, 돼지고기의 지방성분은 돼지가 섭취하는 사료에 절대적인 영향을 받는다. 예를 들어 비육말기의 돼지에게 생선을 갈아 만든 어분을 많이 급여하면 돼지의 지방은 연지방이 되고 돼지고기에서는 생선 비린내가 난다. 그런데 돼지를 사육하는 각 나라마다 사료의 성분에 약간씩 차이가 존재한다. 물론 급여하는 열량은 세계적으로 거의 비슷하지만, 사료를 구성하는 곡물들이 각 나라마다 저렴하게 구입할 수 있는 것으로 배합된다는 말이다. 예를 들자면 북유럽같이 추운 지방에서는 보리가 잘 자라기 때문에 돼지의 사료에 보리의 함량이 높아진다. 그리고 이런 사료를 먹고 자란 돼지는 옥수수가 많이 들어간 사료를 먹고 자란 돼지와 비교하여 다른 맛의 돼지고기를 생산하게 된다.

그런데 사람의 입맛이란 것이 교육과 습관에 지배를 받기 때문에 항상 먹어왔던 맛이 가장 맛있게 느껴진다. 어렸을 때부터 먹어왔던 엄마가 해준 음식의 맛이 어른이 되어서도 가장 맛있는 것과 같은 이치다. 필로도 북유럽산 돼지고기를 먹어보면 왠지 고소한 맛이 덜하고 밋밋한 느낌이 드는데, 이것은 그동안 필로가 고소한 맛이 진한 한돈고기에 입맛이 길들여져 있기 때문이다. 즉, 대한민국에서 배합한 사료를 먹고 자란 한돈에서 생산된 한돈고기가 이질적인 맛을 지닌 수입돈육에 비해 한국인들에게는 더 맛있게 느껴진다는 사실이다. 이것이 필로가 맛있는 돼지고기를 구입하고자 하는 우리나라 사람들에게 수입돈육보다 한돈고기를 권하는 또 다른 이유이다.

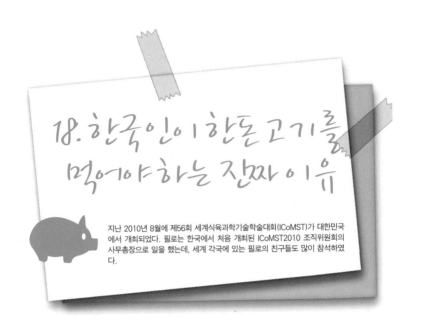

18. 한국인이 한돈고기를
먹어야하는 진짜이유

지난 2010년 8월에 제56회 세계식육과학기술학술대회(ICoMST)가 대한민국
에서 개최되었다. 필로는 한국에서 처음 개최된 ICoMST2010 조직위원회의
사무총장으로 일을 했는데, 세계 각국에 있는 필로의 친구들도 많이 참석하였
다.

　　솔직히 필로는 수입돈육이 무섭다. 유럽이나 미국과 FTA가
체결되면 조만간 수입돈육이 국내 돼지고기 시장을 장악할 것
같아 두렵다. 분명히 국내산 한돈고기에 비해 신선하지도 않고
맛이 없는 것도 사실이지만, 가격이 너무 저렴하기 때문이다.
게다가 우리나라에 돼지고기를 수출하고 있는 국가들은 과학의
발달로 인해 국내에서 신선하게 팔리고 있는 한돈고기와의 육
질적인 격차를 줄여나가고 있다. 예를 들어 수입냉동돈육의 경
우는 초급속냉동기술로 급속히 냉동시켜 육질의 손상을 최대한
줄이고 있으며, 수입냉장돈육도 육즙의 삼출이 많은 진공포장

의 단점을 해결한 가스치환포장으로 들어올 날이 멀지 않아 보인다.

하지만 그렇다고 필로가 무작정 두려워만 하는 것은 아니다. 아무리 수입돈육이 과학의 힘을 빌려 한돈고기와의 육질적인 차이를 줄인다고 할지라도, 한국까지 오는 동안 육질의 손상을 전혀 없게 할 수는 없기 때문이다. 더욱이 대한민국은 가만히 앉아 있는 것이 아니다. 우리나라는 한돈고기의 국제경쟁력을 높이기 위해 최선의 노력을 다하고 있다. 돼지고기 시장개방에 대응하기 위해 지난 20년 동안 축산물종합처리장 사업을 통해 도축장과 돈육가공장의 현대화를 이룩하였다. 우리나라에 있는 축산물종합처리장들은 축산선진국의 도축장이나 돈육가공장들과 비교해도 전혀 손색이 없다. 아니, 규모가 작아서 그렇지 시설면에서 보면 오히려 더 첨단이다.

또한 그동안 우리나라는 돼지고기 브랜드 사업을 진행하여 거의 모든 국내산 한돈고기에 이름을 붙였다. 그냥 이름만 붙였다는 소리가 아니다. 각각의 돼지고기 브랜드에 따라 품질과 안전성의 책임소재를 분명히 했다는 말이다. 여기에 덧붙여 세계적으로 인정받고 있는 식품안전성관리제도인 HACCP제도도 실시하고 있다. 또한 돼지고기의 유통도 세계 어디에 내놓아도 손색이 없는 냉장유통시스템이 잘 구축되어 있다. 그러니 이제 가격적인 면만 제외하면, 그 어떤 수입돈육이 들어와도 품질적인 면에서는 충분히 경쟁력이 있어 보인다.

지난 2010년 8월에 제56회 세계식육과학기술학술대회(ICoMST)가 대한민국에서 개최되었다. 필로는 한국에서 처음 개최된 ICoMST2010 조직위원회의 사무총장으로 일을 했는데, 세계 각국에 있는 필로의 친구들도 많이 참석하였다. 그런데 나름 각 나라를 대표하는 식육학자들인 그들이 한국에 와서 받은 충격이 대단히 컸던 것 같다. 뉴스를 통해 한국이 눈부시게 발전했다는 것은 알았지만 이 정도일 줄은 몰랐다고 하나같이 입을 모았다. 특히 식육학자들인 그들의 눈에는 한국의 식육산업이 제일 중요한 관심사였는데, 한국의 축산물종합처리장, 돈육가공장, 육가공장 모두 세계적 수준이라고 놀라워해서 필로는 많이 뿌듯했다.

필로의 친구들이 가장 놀라고 감동을 받은 것은 대한민국의 생산이력제 시스템이었다. 세계 최고의 기술력을 자랑하는 한국의 IT기술과 세계 최고라고 자부하는 한국의 유전자분석기술이 만나 이룩한 한우고기와 한돈고기의 생산이력제 시스템은 축산선진국이라고 자부하는 미국이나 유럽에서 온 식육학자들의 기를 죽이기에 부족함이 없었다. 우리나라에 돼지고기를 수출하는 그들의 나라에서는 도저히 할 수 없는 품질과 안전성의 관리를 우리는 하고 있기 때문이었다. 필로가 정육코너에서 집어든 고기에 붙어 있는 일련번호를 핸드폰에 입력하자 방금 집어든 고기의 모든 생산이력 정보가 핸드폰에 나타났다. 물론 필로가 생산이력제를 시범운영하는 곳을 보여준 것이지만 필로의 친구들은 모두 벌어진 입을 다물 줄 몰랐다. 대한민국의 식육관리 수준이 바로 이 정도로 세계적인 것이다.

그런데 미국이나 유럽의 돈육가공산업이 우리나라처럼 생산이력제를 할 수 없는 이유가 있다. 세계적으로 이 분야의 최고의 전문가인 미국 콜로라도 주립대학 축산학과의 스미스 교수(Dr. Gary Smith)는 미국이나 유럽같이 대단위 축산을 하는 나라는 IT기술보다 사육하는 가축의 수가 너무 많은 것이 개별적으로 관리해야 하는 생산이력제를 어렵게 만든다고 증언한다. 즉, 미국이나 유럽은 사육하는 돼지가 너무 많다보니 거기에서 생산되는 모든 돼지고기 부위에 생산이력을 붙인다는 것이 용이하지 않다는 것이다. 그런데 이 말을 가만히 생각해 보면, 그럼 우리는 생산이력도 모르는 정체불명의 돼지고기를 수입하고 있다는 말과 다름 아니다.

하지만 가축의 생산이력제와 관련하여 우리나라 최고의 전문가인 경상대학교 축산학과의 이정규 교수의 말에 따르면, 우리나라는 돼지의 사육두수가 약 950만두(이중 지난 구제역 재난으로 약 30% 정도는 살처분되었음) 내외로, 모돈이나 돈방 단위로 유전자를 채취하여 분석한 결과를 생산이력 정보에 담는데 전혀 문제가 되지 않는다. 더욱이 우리나라 유전체분석의 최고의 전문가인 전진태 교수는 현재 우리의 기술력으로 모돈의 유전자분석을 외국에 비해 현저하게 저렴한 가격으로 단시간에 분석할 수 있다고 말한다. 참고로 현재 우리나라는 세계 최초로 한우의 전체두수를 유전자 분석하여 생산이력에 사용하고 있다.

이처럼 우리나라 한돈고기는 수입돈육에 비해 품질은 물론이고 안전성에 관해서도 압도적인 우위를 점하고 있다. 그럼에도 불구하고 우리나라의 일부 소비자들은 마치 수입돈육은 안전하지만 한돈고기는 왠지 믿지 못하겠다는 반응을 보이곤 한다. 아마도 이건 그동안 많은 언론매체를 통해 불법적인 사례들이 종종 보도되었기 때문일 것이다. 예를 들어 국내산 돼지고기에서 항생제 잔류물질이 허용치의 수십 배 이상이 검출된 사건이라든지, 아니면 수입 삼겹살을 국내산 삼겹살로 속여 팔았다는 뉴스 등이 종종 보도되었는데, 소비자들은 그런 뉴스를 접하다보면 무의식중에 국내산 돼지고기는 믿을 만한 것이 못되는 고기라고 인식하게 된다.

하지만 생각을 조금만 깊게 해보면, 그래서 국내산 한돈고기는 더욱 믿을 수 있다는 것을 깨닫게 된다. 국내에서 생산되는 한돈고기는 대한민국 축산법과 축산물위생관리법의 철저한 관리를 받는다. 예를 들어 축산물위생관리법에는 돼지의 출하 직전에 항생제를 투여했다면 체내에서 항생제 성분이 모두 대사되어 사라질 때까지 출하해서는 안 된다는 규정이 있다. 만약 이것을 위반하면 돼지고기 생산단계에서 실시하는 각종 검사를 통해 검출되고 큰 뉴스거리가 된다. 즉, 항생제 잔류물질이 기준치를 넘어서는 돼지고기는 국내 시장에 나와 유통되기 매우 어렵다는 것이다.

일반인들이 생각하는 것보다 우리나라 돼지고기 생산현장에서 안전한 돼지고기를 생산하기 위해 적용되고 있는 제도나 법규는 매우 까다롭고 철저하다. 특히 돼지를 생산하는 양돈장 단계에서는 각종 질병의 종류에 따른 예방이 의무적으로 실시되는데, 인수공통전염병과 같은 질병은 냉혹하리만큼 철저히 관리된다. 양돈장에서 발생하는 모든 질병은 바로 신고하도록 되어 있으며, 가축전염병예방법에 의해 수의사가 정기적으로 양돈장을 방문하여 가축을 검진하고 지도를 한다. 그리고 만약 구제역같이 중대한 질병이 발생하면 해당 양돈장뿐만 아니라 반경 수 킬로 내에 있는 돼지들도 모두 살처분하도록 되어 있다. 우리나라가 얼마나 까다롭고 철저하게 돼지의 질병을 관리하는지는 지난 구제역 재난 때 모두 지켜본 바와 같다. 당시 살처분한 돼지가 300만두 이상이었다.

이처럼 국내산 한돈고기는 만에 하나라도 위생과 안전에 문제가 발생하면 우리가 적극적으로 대처할 수 있다. 하지만 생산이력도 모르는 정체불명의 수입돈육에서 문제가 발생하면 상황은 매우 복잡해진다. 우리가 적극적으로 대처할 수 없기 때문이다. 소고기에서 터진 다이옥신 사건이나 광우병 사건에서 본 바와 같이 우리는 그저 볼멘소리만 할 뿐이다. 필로가 농담으로 말하는 것처럼, 만약 한돈고기를 먹고 문제가 생기면 국내법에 따라 바로 보상이라도 받지만, 수입돈육을 먹고 문제가 생기면 국제법으로 가야 하기 때문에 죽은 후에도 보상받기 힘들어진다.

그런데 필로가 정말 걱정하고 우려하는 것은, 앞에서도 언급을 했지만 수입돈육은 국내산 한돈고기만큼 안전성 관리가 가능하지 않다는 점이다. 물론 우리나라에 돼지고기를 수출하는 나라들도 자국산 돼지고기의 안전성을 확보하기 위해 할 수 있는 모든 노력을 다하고 있다. 하지만 이러한 국가들은 대규모의 양돈을 하는 나라들이고, 따라서 양돈장 단계나 도축가공 단계에서 너무 많은 물량이 취급되기 때문에 아무리 안전성 관리를 철저히 한다고 하더라도 한계가 있을 수밖에 없다.

그러므로 필로의 결론은 이렇다. 국내산 한돈고기는 수입돈육에 비해 신선하고 맛만 좋은 것이 아니라 월등한 안전성을 확보하고 있다. 필로는 이것이 국내산 한돈고기가 수입돈육에 비해 다소 비싸더라도 한국인이 꼭 국내산 한돈고기를 먹어야 하는 가장 중요한 이유라고 생각한다. 돼지고기의 안전성은 가격이나 품질보다 우선하기 때문이다. 따라서 필로는 대한민국 국민들이 값이 저렴한 수입돈육을 선택하기에 앞서 어떤 돼지고기가 더 신선하고 안전한가를 먼저 생각해보길 바란다.

🐖 🐖 🐖

필로가 한돈고기를 예찬하는 이유는 단지 한돈고기가 수입돈육보다 맛있고 좋기 때문만이 아니다. 가격적인 면만 생각하면 수입돈육이 한돈고기보다 훨씬 좋을 수 있다. 그러나 21세기에 OECD국가인 대한민국에 사는 소비자들은 돼지고기를 구입하는데 있어 가격보다 품질을 더 중요시하여야 한다는 것이 필로의 생각이다. 돼지고기의 품질이란 단지 맛있는 한 끼의 식사로만 끝나지 않고 건강한 삶에까지 영향을 미치기 때문이다. 따라서 이제는 가난에서 어느 정도 벗어난 우리나라 국민들도 건강을 생각하여 값이 조금 비싸더라도 품질이 좋은 한돈고기를 즐겨도 좋을 듯싶다.

육식의 위해성을 과장되게 홍보하는 사람들은 최근 남미국가들의 비만인구 증가가 과다한 육류의 섭취량 때문이라고 주장한다. 필로도 그들의 주장에 한 가지만 제외하고는 전적으로 동의한다. 확실히 멕시코를 비롯한 많은 남미국가들의 육류소비량은 근래에 부쩍 증가하였고 비만인구도 급증하였다. 하지만 그들보다 더 많은 육류를 소비하고 있는 유럽국가에서는 상황이 다르다. 왜 그럴까? 필로는 그 해답을 육류소비의 경향에서 찾는다. 즉, 남미국가에서는 값이 저렴한 저급육의 소비가 많은 반면, 유럽국가에서는 값비싼 고급육의 소비가 많다는 사실이다.

아직은 유럽에 비해 경제적으로 풍요롭지 않은 남미국가들에서 소비하는 육류음식의 주류는 저급육을 지방과 함께 갈은 고기를 기름에 튀긴 것이다. 예를 들어 '타코'나 '브리또' 같은 멕시칸 음식들이 바로 그런 것들인데, 주로 이런 음식은 인스턴트식품으로 소비된다. 이런 음식은 스테이크로 사용되고 남은 잡육이나 유통기한이 다 되어가는 고기, 또는 저급부위를 갈아 만들기 때문에 맛이 없어 다량의 지방과 함께 각종 향신료를 첨가한다. 또한 위생적으로도 안전성을 확신할 수 없기 때문에 기름에 튀겨 안전성을 확보한다. 물론 이렇게 만든 음식은 값도 싸고 맛도 있고 안전하다. 그러나 그 결과는 처참하다.

이 같은 경향은 육류소비량이 엄청 많은 미국에서 극명하게 볼 수 있다. 미국의 중산층들은 고기를 주로 등심이나 안심 위주의 스테이크로 소비한다. 경제적으로 여유가 있는 그들은 햄버거도 직접 좋은 부위를 사다 갈은 후, 불에 구운 바비큐로 만들어 먹는다. 그러나 경제적으로 여유가 없는 저소득층으로 갈수록 맥도날드로 대변되는 인스턴트식품이 주식이 된다. 햄버거도 저급육을 지방과 함께 갈아 만든 고기에 향신료를 넣고 기름에 튀긴 패티로 만든 것을 먹는다. 그리고 전체적으로 육류소비량이 비슷한 두 집단의 결과는 건강한 신체와 비만한 신체로 나타난다. 미국 사회에서 빈민층으로 갈수록 비만한 사람이 많은 이유가 바로 이런 이유 때문이다.

그럼 우리나라의 경우는 어떠한가? 앞장에서도 필로가 거듭거듭 강조한 바처럼, 아직까지 우리나라의 육류소비량은 미국이나 유럽의 절반에도 미치지 못하고 있다. 돼지고기의 경우에는 세계 최장수국인 홍콩의 1/3 수준이다. 그럼에도 불구하고 최근 우리나라의 비만율은 증가하고 있다. 특히, 미국과 마찬가지로 저소득층으로 갈수록 비만율은 높아진다. 2008년 국민건강통계 자료에 따르면, 소득수준이 낮을수록 과체중, 비만율 비율이 높은 것으로 조사되었다.[57] 이는 근래 인스턴트식품의 소비가 급증하고 있는 것과 무관해 보이지 않는다. 인스턴트식품에 사용되는 원료육은 거의 모두가 값이 저렴한 수입육이라 해도 과언이 아니기 때문이다. 그런데 필로가 정말 심각하게 생각하는 것은 우리의 아이들이 그렇게 저렴한 수입육으로 만드는 인스턴트식품에 무방비로 노출되어 있고, 그 뒤에는 값이 저렴하면서도 맛만 좋으면 된다는 어른들이 있다는 사실이다.

---

57) 헬스코리아뉴스(2010년 10월 12일). 2008년 소득수준을 상/중상/중하/하 등 4단계로 구분해서 조사한 결과, 소득수준 '상'의 과체중·비만율은 29.7%, 중상 30.5%, 중하 31.7%, 하 32.8%로 저소득층일수록 높은 것으로 나타났다. 1998년에는 고소득의 과체중·비만율이 저소득층보다 더 높았던 것이 10년 만에 정반대의 결과가 나타나 주목을 끈다. 소득이 낮을수록 비만율은 높은데 비해 영양 섭취는 제대로 하지 못하는 것으로 나타났다. 특히 5세 이하 아동과 65세 이상 노인은 심각한 것으로 나타났다.

우리나라 사람들이 가장 좋아하는 돼지고기인 삼겹살을 예로 들어보자. 대학교수인 필로는 학교 앞에 있는 삼겹살집에서 학생들과 함께 삼겹살을 구워 먹는 일이 종종 있는데, 놀랍게도 삼겹살의 가격이 1인분에 2,500원이다. 그것이 종이보다 얇게 썬 대패삼겹살이든 아니면 1인분에 120g밖에 되지 않든지 간에, 아무리 이것저것 따져 계산을 해봐도 국내산 한돈고기로는 도저히 맞출 수 없는 가격이다. 즉, 저렴한 수입삼겹살이라는 말이고, 그것도 유통기한이 다 되가는 덤핑상품이라는 계산밖에 나오지 않는다. 그러나 경제적 여유가 그리 많지 않은 우리의 대학생들은 단지 가격이 싸다는 이유 하나만으로 그런 삼겹살을 즐겨먹고 있다.

필로는 자식을 가진 부모라면 누구나 그런 삼겹살은 아무리 가격이 저렴하다고 해도 먹이지 않을 것이라 확신한다. 물론 필로도 우리 아이들에게 그렇게 저렴한 삼겹살은 절대 먹이지 않는다. 그 이유는 이제 필로도 그렇게 싼 돼지고기를 먹어야 할 만큼 경제적으로 가난하지 않기 때문이지만, 그것보다는 아이들의 건강이 저렴한 가격보다 수천배, 아니 수천만배 중요하기 때문이다. 이런 이유로 필로는 대한민국 국민들을 너무나 사랑하기에 가격이 저렴한 수입돈육보다 가격이 다소 비싸더라도 한돈고기를 먹으라고 권한다.

그러나 자칫 잘못하면 한돈고기를 먹고 싶어도 먹지 못하는 상황에 직면할 수도 있다. 만약 대한민국 사람들이 경제적인 논리로만 돼지고기를 바라보면 그렇게 될 수 있다는 말이다. 즉, 짧게 설명하기 힘든 복잡한 이유로 인해 한돈고기는 수입돈육과 가격적으로 경쟁할 수 없다. 기본적으로 돼지의 생산비가 비싸기 때문이다. 그런데 시장경제론을 좋아하는 사람들은 굳이 그렇게 비싸게 생산한 한돈고기를 먹을 필요가 있느냐고 말하기도 한다. 우리나라는 자동차나 핸드폰을 수출해서 팔아 번 돈으로 돼지고기를 저렴한 가격에 수입해서 먹으면, 국내 환경문제도 해결되고 누이 좋고 매부 좋은 거래가 아니냐는 소리다. 그러나 이런 논리는 돼지고기를 생산하는 양돈산업이 국가의 생명산업이라는 인식의 부재나 무지에서 비롯된 생각이다.

필로는 국가의 1차 산업인 양돈산업을 젓가락산업에 빗대 비유적으로 이렇게 설명한다. 대한민국에서 나무젓가락을 만들어 개당 10원에 자장면집 박사장에게 납품을 하던 김사장이 있었다. 그런데 하루는 중국의 수출업자 왕사장이 박사장에게 5원짜리 중국산 대나무젓가락을 들고 왔다. 박사장은 아무 생각 없이 중국산 대나무젓가락으로 납품업체를 바꿨다. 가격도 반값일뿐만 아니라 품질도 나무젓가락보다 좋았기 때문이었다. 그래서 납품할 곳을 잃은 김사장은 나무젓가락 공장을 폐쇄하고 이쑤시개 업체로 전업을 하였다. 그런데 사소한 문제가 생겼다. 한국의 젓가락시장에 성공적으로 진입한 중국의 왕사장이 가격을 10원으로 올린 것이었다. 하지만 그때만 해도 박사장은 괜찮았다. 같은 가격이라면 나무젓가락보다 대나무젓가락이 좋았기 때문이었다.

그러나 진짜 심각한 문제는 국내산 나무젓가락이 중국산 대나무젓가락에 비해 가격경쟁력이 없다는 이유로 대한민국의 모든 나무젓가락 업체가 문을 닫은 후에 발생하였다. 왕사장이 중국의 인건비 상승을 이유로 가격을 15원으로 올렸기 때문이다. 그러나 자장면집 박사장은 선택의 여지가 없었다. 이미 대한민국 젓가락산업은 중국의 식민지화가 완료되었기 때문이었다. 그래서 박사장은 중국이 가격을 20원으로 올려도 어쩔 수 없이 20원짜리 대나무젓가락을 사다 쓸 수밖에 없었다. 그러던 어느 날, 이쑤시개 업체로 전업을 했던 김사장이 이 사실을 알았다. 그리고 자장면집 박사장을 만나 10원짜리 나무젓가락을 납품받겠다는 약속을 받은 후, 폐쇄했던 나무젓가락 공장의 문을 다시 열고 바로 가동에 들어갔다. 그리하여 지금은 10원짜리 국내산 나무젓가락이 20원짜리 중국산 대나무젓가락과 대한민국 젓가락시장을 놓고 한판 경쟁을 하고 있다는 이야기다.

젓가락 산업은 이런 스토리가 가능하다. 언제든지 공장 문을 닫았다가 기회가 되면 바로 또 열어 생산할 수 있다는 말이다. 그러나 1차 산업인 양돈산업은 그 속성상 이런 이야기가 원초적으로 불가능하다. 한번 붕괴되면 다시 일어서는데 최소한 10

년 이상이 걸리기 때문이다. 따라서 한번 국내 돼지고기 시장이 수입돈육에 의해 식민지화가 되면 최소한 10년 이상은 가격이나 품질에 상관없이 끌려 다녀야 한다. 국제적으로 식량의 무기화가 무서운 이유도 바로 여기에 있다. 사람은 자동차나 핸드폰이 없어도 살 수 있으나 식량이 없으면 살 수 없다. 만약 북한이 주민들의 봉기로 붕괴된다면, 그건 북한주민들이 자동차나 핸드폰이 없어 불편하다고 일으킨 봉기 때문이 아닐 것이다. 사람은 먹고 싶은 것을 못 먹고 배고프면 비참해지고 살기 싫은 것이다.

혹자는 만약 그렇게 수입돈육이 가격을 올리면 돼지고기를 안 먹고 다른 것을 먹으면 되지 않겠냐고 말하기도 한다. 하지만 좁고 낡은 집에서 살던 사람은 넓고 좋은 집으로 이사 가면 행복하게 잘 살지만, 반대로 넓고 좋은 집에 살던 사람이 좁고 낡은 집으로 이사 가서 살아야 한다면 비참해지고 죽고 싶어진다. 사람의 입맛도 마찬가지다. 한번 맛있고 좋은 음식을 먹던 것에 길들여지면 다시 맛없고 나쁜 음식은 먹기 싫어진다. 그리고 그것이 경제적인 어려움 때문에 어쩔 수 없이 그래야 한다면 비참해서 죽고 싶어진다. 그러므로 우리 대한민국이 그런 비참한 상황에 처하지 않기 위해서라도 국내 양돈산업의 일정부분은 필히 지키고 유지하여야 한다. 물론 대한민국이 양돈산업을 지키기 위해서는 국민 모두가 맛있고 건강에도 좋은 국내산 한돈고기를 애국애족의 마음을 가지고 지속적으로 소비를 해주어야 한다. 이것이 필로가 한돈고기를 예찬하는 근본적인 목적이자 이유이다.